Dieta Vegana

Más De 30 Recetas De Dieta Vegana Para Ponerse En Forma Para Principiantes

(Recetas Bajas En Carbohidratos Veganos Con Plan De Comidas)

Meraz Gaudencio

Publicado Por Jason Thawne

© **Meraz Gaudencio**

Todos los derechos reservados

Dieta Vegana: Más De 30 Recetas De Dieta Vegana Para Ponerse En Forma Para Principiantes (Recetas Bajas En Carbohidratos Veganos Con Plan De Comidas)

ISBN 978-1-989749-70-8

Este documento está orientado a proporcionar información exacta y confiable con respecto al tema y asunto que trata. La publicación se vende con la idea de que el editor no esté obligado a prestar contabilidad, permitida oficialmente, u otros servicios cualificados. Si se necesita asesoramiento, legal o profesional, debería solicitar a una persona con experiencia en la profesión.

Desde una Declaración de Principios aceptada y aprobada tanto por un comité de la American Bar Association (el Colegio de Abogados de Estados Unidos) como por un comité de editores y asociaciones.

No se permite la reproducción, duplicado o transmisión de cualquier parte de este documento en cualquier medio electrónico o formato impreso. Se prohíbe de forma estricta la grabación de esta publicación así como tampoco se permite cualquier almacenamiento de este documento sin permiso escrito del editor. Todos los derechos reservados.

Se establece que la información que contiene este documento es veraz y coherente, ya que cualquier responsabilidad, en términos de falta de atención o de otro tipo, por el uso o abuso de cualquier política, proceso o dirección contenida en este documento será responsabilidad exclusiva y absoluta del lector receptor. Bajo ninguna circunstancia se hará responsable o culpable de forma legal al editor por cualquier reparación, daños o pérdida monetaria debido a la información aquí contenida, ya sea de forma directa o indirectamente.

Los respectivos autores son propietarios de todos los derechos de autor que no están en posesión del editor.

La información aquí contenida se ofrece únicamente con fines informativos y, como tal, es universal. La presentación de la información se realiza sin contrato ni ningún tipo de garantía.

Las marcas registradas utilizadas son sin ningún tipo de consentimiento y la publicación de la marca registrada es sin el permiso o respaldo del propietario de esta. Todas las marcas registradas y demás marcas incluidas en este libro son solo para fines de aclaración y son propiedad de los mismos propietarios, no están afiliadas a este documento.

TABLA DE CONTENIDO

Parte 1 1

Introducción 2

Capítulo 1- El Veganismo Es Un Estilo De Vida 4

    EL ESTILO DE VIDA VEGANO ES SALUDABLE................................. 4
    EL ESTILO DE VIDA VEGANO ES COMPASIVO............................... 6
    EL ESTILO DE VIDA VEGANO ES PRO-MEDIOAMBIENTAL................. 7

Capítulo 2-Adelgazar Con La Dieta Vegana 9

Capítulo 3 - Lista De Verificación Vegana 18

    LA LISTA DE COMPRAS DE 14 DÍAS 18

Capítulo 4 – Recetas Para El Desayuno............................. 25

    FÁCIL BURRITO FRUTAL DE DESAYUNO 25
    GRANOLA DE QUINUA Y JENGIBRE... 26
    TOFU REVUELTO RÁPIDO 28
    BARRAS PARA EL DESAYUNO DE SEMILLAS Y BAYAS 29
    TAZAS DE CHAMPIÑONES, TOFU Y ESPINACA 31
    PANQUEQUES DE ALMENDRA Y CACAO 33
    WAFLES CRUJIENTES DE QUINUA.. 35

Capítulo 5 - Recetas Para El Almuerzo.............................. 38

    ABUNDANTE CHILI DE HONGOS 38
    ENSALADA TEMPEH EN SABORES TROPICALES 40
    SALCHICHAS DE HONGOS CON NUEZ....................................... 43
    SABROSOS PASTELES DE TEMPEH Y FRIJOLES 45
    GUMBO VERDE (TOMATES VERDES FRITOS) 47
    TOFU DE ESTILO ASIÁTICO Y REPOLLITOS DE BRUSELAS SOBRE ARROZ 49
    ENSALADA DE ESPINACAS Y AGUACATE CON ADEREZO DE RALLADURA 52
    TEMPEH AL CURRY 53

Capítulo 6 - Recetas Para La Cena 56

Sopa De Frijoles Y Verduras Con Ajo Asado 56
Pepitas Seitán Con Salsa De Mostaza De Dijon Y Chive 58
Pasteles Salados De Guisantes Partidos 63
Chili Blanca 65
Polenta De Verduras Y Frijoles 67
Tofu Picante Linguini 69
Verduras Salteadas Y Tempeh Con Salsa De Maní 72

Capítulo 7 –Recetas De Postres 74

Caramelo De Almendras Congeladas 74
Budín De Arroz Cremoso Del Sudeste Asiático 76
Tarta De Sémola Y Zanahorias 77
Gelatina Vegana De Frutas 79

Conclusión 81

Parte 2 82

Introducción 83

Capítulo 1: Infórmese 87

¿Cómo Obtener Los Nutrientes Esenciales Que Su Cuerpo
Necesita? 87
Las Veganas Que Están Embarazadas O Amamantando: 87
Buenas Fuentes De Vitamina B12 Para Veganos Y Vegetarianos:
.... 88
¿Cómo Obtener Vitamina D Y Calcio Para Su Cuerpo? 88
Buenas Fuentes De Calcio Para Los Veganos Incluyen: 89
Para Absorber El Calcio, Su Cuerpo Necesita Vitamina D. Las
Fuentes Veganas De Vitamina D Son: 89
Obteniendo Suficiente Hierro 90
Los Veganos Pueden Obtener Hierro De: 90
Cómo Obtener Ácidos Grasos Omega-3 En La Dieta Vegana: . 90
Los Veganos Pueden Obtener Ácidos Grasos Omega-3 A Través
De Las Siguientes Fuentes: 91

Capítulo 2: Beneficios 92

Una Dieta Vegana O Basada En Plantas Es Su Clave Para Su
Salud En General. Disfrutará De Beneficios Como: 93

Capítulo 3: Desayuno 96

PICADILLO DE COL & PATATAS 96
REVUELTO DELICIOSO DE TOFU 97
AVENA TROPICAL 98
WAFFLES DE AVENA 99
PUDÍN DE ARROZ Y PASAS 100
GRANOLA DE FRUTAS SECAS Y NUECES 101
PATATAS ASADAS A LA HIERBA 103
DESAYUNO DE QUÍNOA 104
CEREAL CON CEREZA Y ALMENDRA 106
PODEROSO PANQUEQUE DE GARBANZO 107

Capítulo 4: Almuerzo 110

SANDWICHES DE LECHUGA, TOMATE Y ALGA DULSE 110
ALMENDRAS CON AZÚCAR Y ESPECIAS 111
FRIJOLES VERDES ASADOS 112
PALOMITAS DE COLIFLOR 114
CEBOLLAS Y ESPINACA 115
AJO ASADO Y BRÓCOLI 116
CACAHUATES CONFITADOS 118
ENSALADA ASIÁTICA VEGANA 119
COMBO DE COL Y ALCARAVEA 121
GRAN PLATO VEGANO 122

Capítulo 5: Cena 126

PASTA DE QUESO 126
ENSALADA PICANTE DE VERDURAS 127
TOFU FRITO 128
ARROZ FRITO 130
GARBANZOS PICANTES 131
ARROZ VEGANO DELICIOSO 133
TACOS VEGETARIANOS 134
TAZONES DE QUÍNOA 136
TOFU ASIÁTICO DULCE / PICANTE 138
ENSALADA DE QUINUA CON EDAMAME 140

Capítulo 6: Snacks 142

Almendras Tostadas 142
Plátanos Fritos Picantes 143
Setas Picantes 144
Patatas Fritas Picantes 146

Capítulo 7: Sopas Deliciosas 148

Sopa De Brócoli 148
Sopa De Espárragos 149
Sopa De Frijol Negro 151
Sopa Caliente Y Ácida De Tofu 152

Capítulo 8: Batidos 155

Recuperación De Jengibre 155
Batido De Arándanos 156
Potenciador Energético Superalimentario 156
Batido De Helado De Mango 157
Tiempo De Detox 158
Batido De Energía Rosa 159
Proteína Naranja 159
Energía Verde 161
Batido Ligero 162
Fusión De Naranja, Plátano Y Cereza 163
Fusión De Piña, Plátano Y Fresa 164

Conclusión 165

Parte 1

Introducción

En este libro aprenderás cómo empezar con la dieta vegana siguiendo el plan de dieta vegana de 14 días para principiantes. Descubre cómo funciona el estilo de vida vegano y cuáles son sus beneficios. Aprende a cocinar deliciosas y nutritivas comidas ricas en proteínas, alta energía y bajo colesterol vegano para el desayuno, el almuerzo, la cena e incluso para el postre.

Este libro fue escrito para aquellos que quieren mejorar su salud general eligiendo comer frutas, verduras, nueces, semillas y legumbres en lugar de carnes que causan cáncer. También es para aquellos que quieren ayudar al medio ambiente y dejar de participar en la cruel industria de la cría de animales.

Toma el mando de tu vida y elige ser amable iniciando el estilo de vida vegano ahora mismo.

Capítulo 1- El veganismo es un estilo de vida

Cuando te conviertes en vegano, esencialmente estás cambiando tu estilo de vida para mejor porque estás tomando la decisión de ser amable con el medio ambiente, con los animales y contigo mismo.

El estilo de vida vegano es saludable

No todo el mundo está abierto a la idea de convertirse en vegano porque la dieta convencional es siempre mucho más fácil. Comer comida rápida es más fácil porque no tienes que cocinar. Cocinar partes de animales muertos es también más fácil, ya que pueden congelarse durante meses y luego simplemente tirar sobre una sartén para chisporrotear antes de la hora de la comida.

Seguir el estilo de vida vegano, por otro lado, requiere un cambio de hábitos. Ayudaría saber que la naturaleza está a favor de los seres humanos que eligen una dieta vegana y la investigación lo ha demostrado una y otra vez. En 2015 los hallazgos publicados por la Organización Mundial de la salud, por ejemplo, ponen énfasis en el hecho de que comer carne roja con regularidad causa cáncer. Comer frutas, verduras, legumbres, nueces y semillas, por otro lado, está científicamente comprobado como la mejor fuente de nutrientes para el cuerpo humano. Estos nutrientes son esenciales para mantener todas tus funciones corporales. En otras palabras, cuando sigues una dieta vegana, estás reduciendo enormemente el riesgo de desarrollar una gran cantidad de dolencias y enfermedades. La dieta vegana es baja en colesterol y baja en grasas, pero alta en vitaminas (especialmente C y E), fibra, potasio, magnesio y folato. Estas cualidades pueden ayudar a prevenir y tratar la obesidad, la diabetes tipo 2, y el cáncer de colon, entre otros. Los estudios, tales como el conducido por la Asociación Dietética Americana, revelaron que los que cambian al veganismo tienen una mejora total en sus niveles del colesterol, índice de masa corporal, y presión arterial.

El estilo de vida vegano es compasivo

La elección de ser vegano va más allá de la cuestión de la salud, ya que se trata también de una cuestión de moral. Debido a la alta demanda de carne, muchos animales son maltratados en granjas. Los pollos se rellenan en jaulas con los extremos de sus picos cortados para evitar que luchen, ya que se encuentran hacinados. Las vacas, los cerdos y otros animales que son criados por la fuerza para el sacrificio masivo también enfrentan el mismo destino cruel, millones de los cuales son asesinados en menos de un cuarto de su vida natural. Por ejemplo, las vacas pueden vivir hasta veinticinco años, pero a menudo son asesinadas en menos de cinco para las hembras, algunas de ellas tienen incluso menos de un año de edad (como los machos), todo porque los carnívoros favorecen la tierna carne joven.

Incluso hasta ahora, no hay suficientes veganos en este mundo para hacer una diferencia significativa en el tratamiento de los animales. Muchos no pueden entender la idea de no comer carne ya que están tan acostumbrados al gusto. Tristemente, muchos de los que hacen dietas convencionales incluso se burlarían de los veganos porque piensan que tienen aires de una moralidad superior y así sucesivamente, pero la verdad es que sólo tienen miedo de siquiera considerar la idea de cambiar sus propios hábitos. También se sienten secretamente culpables, por lo que recurren a un mecanismo de defensa. Al volverte vegano, estás dando un paso adelantedel reto para hacer una diferencia empezando por ti mismo.

El estilo de vida vegano es Pro-

Medioambiental

Criar animales para el consumo de carne y subproductos requiere el uso de un gran trozo de tierra, pero cuando el agricultor utiliza la misma tierra para criar cosechas, puede alimentar a mucha más gente. Cuando se utiliza la tierra para la cría de animales, la tierra misma se somete a niveles más altos de contaminación. Mantener un ambiente constantemente limpio para los animales de granja es costoso, y es un factor en el que los agricultores no querrían gastar tanto. Los estudios incluso demuestran que los animales de granja en totalidad emiten el 18% del gas de invernadero en todo el mundo.

No se lo niega: la dieta vegana exige compromiso y disciplina. Se requiere esfuerzo para comprar y cocinar ingredientes para platos veganos, pero, de nuevo, los beneficios valen la pena. Los capítulos sucesivos de este libro te ayudarán en cada paso del camino.

Capítulo 2-Adelgazar con la dieta vegana

El siguiente es un plan de dieta vegana de 14 días que te ayudará a adaptarse a este estilo de vida saludable y compasivo. Todo lo que tienes que hacer es preparar los platos listados en cada día siguiendo las recetas de este libro. Se garantiza que, al optar por las comidas recomendadas, experimentarás una pérdida de peso saludable. El conteo de calorías no es necesario en la dieta vegana; ya que,al ser alta en fibra y baja en grasas y colesterol, tu cuerpo naturalmente perderá exceso de peso. Por lo tanto, en lugar de comprobar constantemente tu peso y las mediciones, es por lejos mucho más saludable canalizar tu energía hacia ser vegano.

Por supuesto, siempre se puede utilizar sustitutos que son más fácilmente disponibles y accesibles para ciertos ingredientes. Siéntete libre de hacer ajustes en el número de porciones en cada receta, dependiendo de la cantidad de personas que haya en su hogar.

Finalmente, para hacer este estilo de vida más complaciente a aquellos con horarios ocupados, no dude en preparar comida a granel en un día libre y luego almacenarlos apropiadamente. De esa manera, todo lo que tendrá que hacer durante la semana ocupada es recalentar y servir.

Día 1
Desayuno
Fácil burrito frutal de desayuno

Almuerzo
Abundante Chili de hongos

Cena
Sopa de frijoles y verduras con ajo asado

****
Día 2
Desayuno
Granola de quinua y jengibre

Almuerzo
Preparadode tempeh en sabores tropicales

Cena
Croquetas de seitán con salsa de mostaza de Dijon y Cebollín

****
Día 3
Desayuno
Tofu revuelto rápido

Almuerzo
Salchichas de hongos y nuez

Cena
Pasteles sabrosos de guisantes partidos

****
Día 4
Desayuno

Granola de quinua y jengibre

Almuerzo
Sabrosos pasteles de tempeh y frijoles

Cena
Croquetas de seitán con salsa de mostaza de Dijon y Cebollín

****

Día 5
Desayuno
Barras de desayuno de frutos rojos y semillas

Almuerzo
Salchichas de hongos y nuez

Cena
Chili Blanco

****

Día 6
Desayuno
Tazas de champiñones, tofu y espinaca

Almuerzo
Gumbo verde (tomates verdes fritos)

Cena
Chili Blanco

****

Día 7
Desayuno
Barras de desayuno de frutos rojos y semillas

Almuerzo
Tofu de estilo asiático y repollitos de Bruselas sobre arroz

Cena
Polenta de verduras y frijoles

****

Día 8
Desayuno
Tazas de champiñones, tofu y espinaca

Almuerzo
Gumbo verde (tomates verdes fritos)

Cena
Tofu picante con tallarines

****

Día 9
Desayuno
Panqueques de almendras y cacao

Almuerzo

Ensalada de espinacas y aguacate con aderezo de ralladura de limón

Cena
Verduras salteados y tempeh con salsa de maní

****

Día 10
Desayuno
Waffles crujientes de quinoa

Almuerzo
Tempeh al Curry

Cena
Sopa de frijoles y verduras con ajo asado

****

Día 11
Desayuno

Fácil burrito frutal de desayuno

Almuerzo
Abundante Chili de hongos

Cena
Croquetas de seitán con salsa de mostaza de Dijon y cebollín

****
Día 12
Desayuno
Waffles crujientes de quinoa

Almuerzo
Tempeh al Curry

Cena
Pasteles salados de guisantes partidos

****

Day 13
Desayuno
 Tofu revuelto
Almuerzo
Ensalada de Tempeh en sabores tropicales

Cena
Pepitas seitán con salsa de mostaza de Dijon y Chive

****

Day 14
Desayuno
Tazas de champiñones, tofu y espinaca

Almuerzo
Tofu al estilo asiático y repollitos de Bruselas sobre arroz

Cena
Hojas verdes y Polenta de frijoles

Capítulo 3 - Lista de verificación vegana

En la dieta vegana, hay tantas opciones de comida para elegir porque sólo tendrás que abstenerte de cualquier cosa que tenga que ver con los animales.

La lista de compras de 14 días

Para empezar, puedes llenar tu despensa con los ingredientes que se recomiendan para el plan de comida vegetariana de 14 días. Siéntete libre de sustituir con lo que se produce localmente, fácilmente disponible y accesible en tu ubicación:

FRUTAS
- Manzanas
- Kiwis
- Bananas
- Bayas
- Pasas
- Ciruelas

- Dátiles
- Mango
- Limón
- Limas
- Naranjas
- Pomelo

VEGETALES
- Cebollines
- Ajo
- Cebollas
- Hongos
- Tomates
- Hojas verdes
- Apio
- Pimientos
- Jalapeños
- Chiles Chipotle
- Coliflor
- Brócoli
- Frijoles Verdes
- Guisantes, arvejas
- Zanahorias
- Papas

- Maíz
- Coles

NUECES, SEMILLAS y LEGUMBRES

- Semillas de girasol
- Semillas de cáñamo
- Semillas de chía
- Semillas de calabaza
- Almendras
- Frijoles
- Nueces de Pecan
- Nueces
- Pistachos
- Mantequilla de maní
- Margarina vegana

ACEITES

- Aceite de coco
- Aceite de oliva
- Aceite de sésamo tostado
- Spray antiadherente para cocinar (vegano-aprobado)

- Margarina vegana

PRODUCTOS VEGANOS
- Yogurt de Soja
- Mantequilla de nuez
- Levadura nutricional
- Tofu (sedoso, extra firme)
- Tempeh
- Miso
- Caldo vegano

INGREDIENTES SECOS
- Harina de almendra
- Quinua
- Hojuelas de Quinua
- Avena cortada al acero
- Harina de trigo para pastelería
- Harina de Sémola
- Harina de garbanzos
- Gluten de trigo vital
- Pan rallado
- Arroz integral

- Arroz Jazmín
- Maicena
- Polvo de hornear
- Bicarbonato de sodio
- Pasta seca
- Escamas de agar agar

HIERBAS YESPECIAS
- Canela
- Jengibre
- Pimienta de Jamaica
- Nuez moscada
- Cúrcuma
- Curry
- Comino
- Tahini (pasta de sésamo)
- Mostaza de Dijon
- Garam masala (mezclas de especias de la India)
- Chili en polvo
- Pimiento rojo triturado (ají molido)
- Pimienta Cayena
- Paprika (pimentón)

- Orégano
- Cilantro
- Perejil
- Salvia
- Tomillo
- Cebollines

SABORIZANTES
- Sal
- Pimienta Negra
- Pimienta Blanca
- Vinagre
- Extracto puro de vainilla
- Extracto de Almendra
- Extracto de Naranja
- Azúcar de Caña (Sucanat)
- Melaza
- Jarabe de arce (miel de maple)
- Azúcar Negra

Una vez que le agarres la mano a hacer las compras para una dieta vegana, encontrarás mucho más fácil el proceso de preparar planes de comidas y la preparación de tus platos.

Capítulo 4 – Recetas para el desayuno

Un desayuno vegano delicioso se sirve mejor con una taza caliente de té verde o café negro y una fruta baja en azúcar, como un pomelo o bayas.

Fácil Burrito Frutal de Desayuno
Salen 4 burritos

Ingredientes
2 manzanas, sin semillas y cortadas en cubos
2 kiwis pelados y cortados a la mitad
2 plátanos pelados y cortados en rodajas
1/2 taza de fresas cortadas en rodajas
1/2 taza de arándanos frescos
1 cucharadita de canela molida
350 grs de yogur de soja de vainilla
1/2 taza de nueces picadas
4 cucharadas de pasas
2 cucharadas de semillas de girasol crudo

4 tortillas de harina

Instrucciones
1. En un tazón, mezcle el kiwi, la manzana, las fresas, el plátano y los arándanos. Añada la canela y mezcle bien.
2. Agregue suavemente el yogur de soja, las semillas de girasol, las pasas y las nueces.
3. Caliente las tortillas durante 2 minutos por lado en una sartén grande sobre una llama mediana.
4. Vierta la mezcla de frutas encima de cada tortilla, luego doble y enrolle. Sirva de inmediato.

Granola de Quinua y Jengibre

Salen 3 tazas (6 porciones)

Ingredientes
1 taza de avena cortada al acero
1 taza de copos de quinoa
1/8 cucharadita de nuez moscada

1/2 cucharadita de jengibre en polvo
1/4 cucharadita de pimienta de Jamaica
3/4 cucharadita de canela molida
1/2 cucharadita de extracto de vainilla puro
2 cucharadas de aceite de coco
2 cucharadas de SUCANAT
1/4 tazas de mantequilla de girasol o de anacardos
1/4 taza de melaza regular
10 pedazos de jengibre confitado, picado
Una pizca de sal

Instrucciones
1. Fije el horno a 150 grados Celsius.
2. En un bol grande, mezcle el SUCANAT, la mantequilla, la melaza, la sal, el extracto de vainilla, el jengibre confitado y todas las especias.
3. Agregar la quinua y la avena, luego mezclar bien.
4. Extienda la mezcla sobre una asadera para horno y luego hornee durante 7 minutos. Voltear y

hornear durante 5 a 7 minutos adicionales, o hasta que se dore y se seque.
5. Coloque en una rejilla y deje enfriar por completo. Transferir a un recipiente hermético y refrigerar hasta 14 días.

Tofu Revuelto Rápido

Salen 4 porciones

Ingredientes
450 gr de tofu extra firme
1 cucharadita de ajo en polvo
1 cucharadita de cebolla en polvo
1/4 cucharadita de curry o cúrcuma
4 cucharaditas de copos de levadura nutricional
Sal marina
Pimienta negra recién molida
Spray antiadherente para cocinar

Instrucciones
1. Cubra una sartén antiadherente

grande con Spray antiadherente para cocinar y colóquelo sobre llama mediana.
2. Añada el tofu en la sartén y desmenuce. Agregue el ajo y la cebolla en polvo, las escamas nutricionales de levadura y el curry o la cúrcuma.
3. Saltear durante 5 minutos o hasta que se cocinen a la consistencia deseada. Apague el fuego y sazone ligeramente con sal y pimienta. Servir de inmediato.

Barras para el desayuno de semillas y bayas

Salen 24 piezas

Ingredientes
1 1/4 tazas de mermelada orgánica de fresa, frambuesa o arándanos
1 3/4 tazas de harina integral de repostería
1/3 taza de semillas de cáñamo descascarado
3 cucharadas de semillas de Chía

1/3 cucharadita de sal marina
1/3 taza y 3 cucharadas de jarabe de arce puro
3/4 taza y 1 3/4 cucharaditas de tahini
1 1/2 cucharadita de extracto de vainilla puro
1 1/2 cucharadas de leche vegana, sin azúcar o vainilla
Spray antiadherente para cocinar

Instrucciones

1. Ajuste el horno a 180 grados Celsius, pulverice un recipiente de hornear rectangular con un Spray antiadherente para cocinar y reservar.
2. Mezcle las semillas de mermelada y chía en un bol y luego reserve.
3. En un tazón separado, mezcle las semillas de cáñamo, la sal y la harina. Agregue el jarabe de arce, el tahini y la vainilla hasta que tengas una masa húmeda. Añada la leche vegana si no queda lo suficientemente húmeda.

4. Saque 3/4 taza de la masa y apártela. Transfiera la masa restante a la bandeja de cocción preparada. Empareje con una espátula.
5. Extienda las semillas de chía y la mezcla de mermelada en la parte superior de la masa, luego desmenuce la 3/4 taza de masa sobre la capa de mermelada.
6. Hornear durante 25 a 30 minutos, o hasta que la corteza superior esté dorada. Deje en un estante de alambre y deje cocinar completamente antes de rebanar. Conservar en un recipiente hermético hasta 48 horas a temperatura ambiente.

Tazas de champiñones, tofu y espinaca

Salen 24 piezas (1 pieza por porción)

Ingredientes
2 cucharaditas de aceite de oliva
1 taza de cebolla roja cortada en cubos
1 taza de Champiñones Blancos o Crimini

cortados en rodajas finas
2/3 taza de tomates secos al sol cortados
600 grs de espinaca picada congelada, descongeladas y exprimidas
1/2 taza de levadura nutricional en escamas
2 cucharadas de ajo picado
2 cucharadas de Tamari (tipo de salsa de soja)
1 kg de tofu extra firme
1 taza de leche vegana, sin azúcar
2 cucharaditas de mostaza de Dijon
1 cucharadita de sal marina
1 cucharadita de pimentón
1 cucharadita de cúrcuma
1 cucharadita de pimienta negra recién molida
Spray antiadherente para cocinar

Instrucciones
1. Fije el horno a 190 ºC, cubra 24 moldes de Magdalena con spray para cocinar antiadherente.
2. Caliente el aceite de oliva en una sartén antiadherente a fuego medio.

Salte la cebolla y los champiñones durante 3 minutos.
3. Agregue los tomates, las espinacas, el Tamari y el ajo. Saltee durante 2 minutos y luego se transfieren a un bol.
4. Desmenuce el tofu en un procesador de alimentos, a continuación, añada la cúrcuma, leche de soja, copos de levadura, mostaza, sal, pimienta negra, y pimentón. Licúe hasta que quede suave y luego agréguelo a la mezcla vegetal.
5. Divida la mezcla entre los moldes de Muffin y luego hornee durante 30 minutos. Coloque en una rejilla de enfriamiento antes de servir. Puede congelar hasta 1 mes.

Panqueques de almendra y cacao

Salen 4 piezas

Ingredientes
2 1/2 cucharadas de harina de almendras

1/3 taza de café y 1 1/2 cucharadas de harina integral de repostería
1 cucharada de chips de cacao
1/4 cucharadita de canela molida
1/4 cucharadita de bicarbonato de sodio
1/8 cucharadita de sal marina fina
1/4 cucharadita de polvo de hornear
1/2 cucharadas de aceite de coco
1 cucharadita de vinagre de sidra de manzana
1/2 cucharadita de jarabe de arce puro
1 cucharada de tofu suave de seda, mezclado
1/3 taza y 1 1/2 cucharadas de leche vegana, sin azúcar o vainilla
1/2 cucharadita de extracto de naranja puro
1/2 cucharadita de extracto de vainilla puro
Spray antiadherente para cocinar

Instrucciones
1. Mezclar el vinagre y la leche, dejar reposar durante 2 minutos.
2. En un tazón grande, combine el

aceite, los extractos, el tofu y el jarabe. Agregue la mezcla de leche y vinagre.

3. En un tazón mediano, mezcle la canela, la sal, el polvo de hornear, el bicarbonato de sodio, los chips de cacao, la harina de almendras y la harina. Combine gradualmente los ingredientes húmedos y secos y luego reserve durante 5 minutos.

4. Cubra una plancha de panqueques con spray de cocción antiadherente y luego ponerla en llama medio alta.

5. Reduzca el calor a medio bajo. Vierta un cuarto de taza de la masa de panqueque en la sartén y extienda. Cocine durante 1 a 2 minutos por lado, o hasta que se ajuste. Apilar en un plato y servir con jarabe de arce o mermelada orgánica, si se desea.

Wafles crujientes de quinua

Salen 4 piezas

Ingredientes

1/2 taza de quinua blanca cocida
1 taza de harina de hojaldre integral
1/3 taza de ciruelas pasas o dátiles picados
2 cucharadas de semillas de Chía
3/4 cucharadita de extracto de vainilla puro
1 1/2 cucharadas de aceite de coco solidificado
3/4 taza de agua
1 1/2 cucharadas de jarabe de arce puro
1/2 cucharadita de canela molida
1/2 cucharadita de polvo de hornear
1/8 cucharadita de sal marina fina
Spray antiadherente para cocinar

Instrucciones

1. En una cacerola, mezcle 1/2 taza de agua y los dátiles o ciruelas. Coloque sobre llama alta y hierva, después reduzca a la llama media alta y cocine hasta que los dátiles o ciruelas estén muy tiernos.
2. Agregue el aceite de coco y revuelva bien hasta que se derritan. Apartar

hasta que esté completamente fresco, tarda 30 minutos.
3. Mezcle el agua restante, el jarabe y la vainilla en un tazón de mezcla.
4. En un recipiente separado, combine el polvo para hornear, las semillas de Chía, la sal, la canela, la harina y la quinua. Mezclar bien.
5. Combine el jarabe, la mezcla de los dátiles o las ciruelas, y seque los ingredientes juntos, después reserve.
6. Cubra la plancha para wafles con un spray antiadherente para cocinar y luego caliente según las instrucciones del fabricante.
7. Vierta alrededor de una media taza de la masa en la waflera, luego cocine durante unos 7 minutos o hasta que esté marrón pálido y crujiente. Transfiera a un estante de enfriamiento y deje descansar por un mínimo de 5 minutos para que queden crujientes.
8. Sirva caliente o congele hasta 90 días. Tueste antes de servir.

Capítulo 5 - Recetas para el almuerzo

Para ahorrar tiempo, cocine su almuerzo vegano a granel y refrigérelos en los recipientes de almuerzo (luncheras) para que todo lo que tenga que hacer sea recalentar (si es necesario) y ponerlos en la mesa. Sírvalos con verduras al vapor para aumentar el volumen.

Abundante Chili de Hongos

Salen 3 porciones

Ingredientes
1 cucharada de aceite de oliva
3/4 taza de cebolla cortada en cubos
1 cucharada de ajo picado
170 grs de setas picadas
200 grs de frijoles negros enlatados o de soja, escurridos y lavados a fondo
200 grs de frijoles colorados o Pintos, escurridos y lavados a fondo

200 grs de tomates asados triturados en lata

200 grs de tomates en cubos enlatados con chiles verdes

1/3 taza de pimiento verde picado

1/3 taza de pimiento rojo picado

1/2 pimiento jalapeño, sin semillas y en cubos

1 cucharadita de Chile en polvo

1 cucharadita de chiles chipotle enlatados en salsa adobo

3/4 cucharadita de comino molido

3/4 cucharadita de orégano seco

1/3 taza de agua

2 1/2 cucharadas de cilantro fresco picado

1/3 cucharadita de sal marina

1/4 cucharadita de pimienta negra recién molida

Instrucciones

1. Coloque una olla grande a fuego mediano y caliente el aceite de oliva. Saltear la cebolla hasta que esté tierna, luego mezclar los pimientos y el jalapeño. Saltée

durante 2 minutos.
2. Agregue el ajo y los champiñones, luego sofríalos durante 5 minutos.
3. Agregue el comino, el orégano, el Chile en polvo y los chiles chipotle en salsa de adobo. Saltée durante 2 minutos.
4. Añada los frijoles, los tomates, el cilantro, la sal, la pimienta y el agua. Revuelva bien, luego cubra y reduzca a fuego lento. Cocine durante 20 minutos. Ajuste los condimentos a gusto. Sirva caliente.

Ensalada tempeh en sabores tropicales

Rinde 3 porciones

Ingredientes
115 grs de tempeh, fuego lento por 10 minutos en agua hirviendo
1 1/2 cucharadas de cebolletas picadas
4 cucharadas de mango fresco picado, partido
2 cucharadas de pimiento rojo picado
1 cucharada de apio finamente picado

1/2 cucharadas de pimiento jalapeño picado
1/4 taza de cebolla roja picada
1 1/2 y 2 cucharadas de aceite de oliva, separados
1/2 pimiento habanero, sin tallo y sin semillas
1 cucharada de caldo vegetal
1/2 cucharadas de jarabe de arce puro
1/2 cucharadas de jugo de limón recién exprimido
1/4 pulgadas de pedazo de jengibre fresco pelado
2 dientes de ajo pequeños
1 cucharadita de tomillo fresco picado
1/2 cucharadita de vinagre de vino tinto
1/8 cucharadita de sal marina fina
Pimienta negra recién molida
Spray antiadherente para cocinar

Instrucciones
1. Rebanar el tempeh hervido a fuego lento en cubos pequeños, luego dejar descansar.
2. En un procesador de alimentos o

licuadora, mezcle la cebolla, el pimiento habanero, 1/2 cucharada de aceite de oliva, caldo de verduras y una pizca de pimienta negra hasta que quede suave. Trasladar a un plato hondo.

3. Coloque el tempeh en la mezcla y mezcle suavemente en forma envolvente. Cubra y refrigere para marinar durante 12 a 48 horas.
4. Fije el horno a 200 grados C. cubra una bandeja de cocción de vidrio con spray de cocción antiadherente.
5. Pase el tempeh con la marinada al recipiente preparado para hornear. Hornee durante 10 minutos, luego retírelo del horno y mezcle 1 cucharada de aceite de oliva. Hornear de nuevo durante 15 a 20 minutos, o hasta que estén crujientes. Retirar del horno y dejar enfriar completamente.
6. En un tazón grande, combine los ingredientes húmedos, el tomillo, la fruta y las verduras, añada el tempeh y mezcle bien.

7. Cubra y refrigere de 30 minutos a 48 horas antes de servir. Sazonar a gusto antes de servir.

Salchichas de Hongos con nuez

Salen:12 salchichas grandes

Ingredientes
1 1/2 cucharadas y 3 cucharaditas de aceite de oliva
300 grs de Champiñones Crimini cortados en rodajas finas
1 3/4 tazas de migas de pan secas
1 1/4 taza de cebolla cortada en cubos
1/3 taza de nuez de pecan o nueces comunes crudas
5 dientes de ajo grandes, cortados en rodajas finas
1 1/2 cucharadas de vinagre balsámico
1 1/2 cucharadas de jarabe de arce puro
1 1/2 cucharadita de salvia seca
1 1/2 cucharadita de tomillo seco
3/4 cucharadita de sal marina
3/4 cucharadita de pimienta negra recién molida

Instrucciones

1. Calentar 3 cucharaditas de aceite de oliva en una sartén antiadherente grande a fuego medio. Saltear la cebolla y los champiñones hasta que estén tiernos.
2. Agregue las hierbas, la sal, la pimienta, el ajo, las semillas y las nueces. Sofría durante 3 minutos y luego deje enfriar completamente.
3. Vierta la mezcla en un procesador de alimentos y añada el jarabe de arce y el vinagre. Licúe hasta que se suavice y luego transfiera a un tazón.
4. Incorpore las migas de pan a la mezcla de hongos y luego transferirlas a un plato. Compacte con sus manos, después aplane y corte en 12 pedazos.
5. Enjuague y seque la sartén antiadherente, luego caliente el aceite de oliva restante a fuego medio. Cocine las salchichas durante 3 minutos por lado o hasta que se doren. Añada más aceite de oliva si

es necesario.
6. Coloque las salchichas en un plato forrado con toallas de papel, luego sirva caliente. Puede almacenarse en un recipiente hermético y refrigerar hasta 7 días.

Sabrosos pasteles de tempeh y frijoles

Salen 12 piezas

Ingredientes
3 dientes de ajo triturados
3 cucharadas de pasta de tomate orgánica
3 cucharadas de aceite de oliva
3 cucharadas de jarabe de arce puro
4 1/2 cucharadas de Tamari
1 1/2 tazas de frijoles cannellini cocidos
3/4 taza de trigo burgol cocido
350 grs de tempeh
3/4 taza de harina de garbanzos
2 cucharadas de humo líquido
2 cucharadas de salsa Worcestershire vegana
2 1/4 cucharadita de cebolla en polvo
Spray antiadherente para cocinar

Instrucciones

1. En un bol, triture los frijoles con un tenedor. Desmenuce ligeramente el tempeh en la parte superior, luego incorpore el trigo burgol y el ajo triturado.
2. En un recipiente separado, combine el resto de los ingredientes excepto la harina de garbanzos y el Spray antiadherente para cocinar. Incorporar a la mezcla de tempeh y frijol.
3. Añada la harina de garbanzos y mezcle bien hasta que se combine. Tapar y refrigerar durante 1 hora.
4. Fije el horno a 180 ºC. cubra una bandeja para hornear con papel para hornear.
5. Divida la mezcla enfriada en 12 hamburguesas y luego arregle la bandeja preparada para hornear. Hornear durante 15 minutos.
6. Quite la bandeja para hornear del horno, voltée las piezas y luego

cubra con spray para cocinar antiadherente. Hornear por 15 minutos más.
7. Servir caliente, o refrigerar por hasta 4 días.

Gumbo verde (tomates verdes fritos)

Rinde 3 porciones

Ingredientes
2 cucharadas de aceite de oliva
150 grs de hojas verdes de repollo, descongelados y exprimidos a seco
150 grs de hojas de nabo, descongelados y exprimidos a seco
150 grs de col rizada, descongelados y exprimidos a seco
400 grs de espinaca, descongelada y exprimida a seco
1 1/2 tazas de col verde triturada
2 cucharadas de harina de espelta ointegral
3/4 taza de cebolla cortada en cubos
1 cucharada de ajo picado
1/2 taza de pimiento verde picado

1/2 taza de apio cortado en cubos
1 pimiento jalapeño, sin semillas y cortado en cubitos
3 tazas de agua
2 cucharadas de perejil fresco picado de hoja plana
2 cucharadas de levadura nutricional
1/2 hoja de laurel
1/4 cucharadita de pimentón
1/4 cucharadita de sal marina
1/8 cucharadita de cebolla en polvo
1/8 cucharadita de ajo en polvo
1/8 cucharadita de albahaca seca
1/8 cucharadita de tomillo seco
1/8 cucharadita de orégano seco
1/8 cucharadita de copos de pimiento rojo triturado
1/8 cucharadita de pimienta negra recién molida
Un chorrito de pimienta blanca
Una pizca de mostaza seca

Instrucciones
1. Coloque una olla de caldo sobre llama mediana y caliente el aceite

de oliva y la harina durante 8 minutos, o hasta que se dore.
2. Añada la cebolla, el pimiento, el apio, el ajo y el chile jalapeño. Saltée durante 5 minutos. Mezcle gradualmente 1/2 taza de agua hasta que se combine a fondo, luego añada el agua restante y mezcle bien.
3. Agregue los verdes, condimentos, hierbas, sal y pimienta. Aumente el calor a hervir, después reduzca a llama baja. Deje cocer a fuego lento durante 15 minutos, o hasta que todas las verduras estén blandas.
4. Añadir el perejil y las escamas de levadura nutricional, luego dejar cocer a fuego lento durante 2 minutos.
5. Sacar la hoja de laurel, luego sazonar a gusto. Servir caliente.

Tofu de estilo asiático y repollitos de Bruselas sobre arroz

Rinde 6 porciones

Ingredientes

1 1/2 cucharadas de aceite de coco o aceite de maní
700 grs de tofu extra firme, CUBED
2/3 taza de caldo vegetal
400 grs de repollos de Bruselas
3 cucharadas de cilantro fresco picado
3 cucharadas de cebollines picados
3 tazas de arroz integral cocido

Para el aderezo:
1/3 taza de mantequilla de maní cremosa orgánica
1 1/2 cucharadas de Tamari
1 1/2 cucharadas de aceite de sésamo tostado
2 cucharadas de jugo de limón recién exprimido
2 cucharadas de vinagre de arroz
1 1/2 cucharada de miso blanco
2 1/4 cucharadita de néctar de agave (aguamiel)
2 dientes de ajo pequeños, rallados

Instrucciones

1. Mezcle todos los ingredientes para el aderezo en una licuadora hasta que quede liso. Reservar.
2. Coloque una sartén sobre la llama media alta y caliente el coco o el aceite de maní. Cocine el tofu hasta que esté crujiente y dorado. Traslade a un bol.
3. En la misma sartén, saltear las coles de Bruselas hasta que estén tiernas. Vierta 2 cucharadas de caldo, cúbralos y cocine hasta que el caldo se haya evaporado, añadiendo más caldo cuando sea necesario.
4. Divida el arroz entre cuatro tazones, luego divida las coles de Bruselas en la parte superior de cada porción. Divida el tofu entre las porciones y añada un poco de aderezo en la parte superior. Decorar con cilantro y cebollines, y luego servir de inmediato.

Ensalada de espinacas y aguacate con aderezo de ralladura

Rinde 3 porciones

Ingredientes

3 tazas de espinacas Baby
1 aguacate mediano, pelado y cortado en rodajas finas
1/4 taza de cebolla roja cortada en rodajas finas
2 cucharadas de almendras picadas crudas o semillas de calabaza
2 cucharadas de aceite de oliva
Jugo y ralladura de 1/2 naranja
Jugo de 1/4 pomelo
1 naranja, pelado y cortado en segmentos
1/2 pomelo, pelado y cortado en segmentos
Sal marina
Pimienta negra recién molida

Instrucciones

1. Mezcle el jugo de pomelo, el jugo de naranja y la ralladura, y el aceite de

oliva en un bol. Sazonar al gusto con sal y pimienta.
2. Coloque la espinaca en una ensaladera. Añadir la cebolla roja y el aguacate en la parte superior, a continuación, rociar el aderezo sobre todo.
3. Espolvoree las almendras picadas o las semillas de calabaza en la parte superior y luego sirva enseguida.

Tempeh al Curry

Rinde 6 porciones

Ingredientes
3 cucharadas y 1 1/2 cucharaditas de aceite de oliva, dividido
350 grs de tempeh, a fuego lento en agua hirviendo por 10 minutos
1/3 taza de pimientos rojos cortados en cubos
2 1/4 tazas de floretes de coliflor
3/4 taza de frijoles verdes picados
1/3 taza de zanahoria rebanada
1 cebolla pequeña, picada

3 cucharaditas de coriandro molido
1 1/2 cucharadas de ajo picado
4 1/2 cucharadita de comino molido
2/3 cucharadita de cúrcuma
4 1/2 cucharadas de pasta de tomate
3/4 cucharadita de sal marina
2 1/4 tazas y 3 cucharadas de caldo vegetal, dividido
1 tomate, sin semillas y picado
2 cucharadas de cilantro fresco picado

Instrucciones
1. Combine 3 cucharaditas de comino con 3 cucharadas de caldo, luego agregue 1 1/2 cucharaditas de aceite y el cilantro en un recipiente para hornear.
2. Corte el tempeh en cubos y luego colóquelo dentro de la mezcla de caldo. Revuélvalo suavemente, luego cúbralo y deje marinar durante 1 hora. Si lo desea, puede transferirse al refrigerador y refrigerar durante un máximo de 12 horas.

3. Coloque una sartén sobre la llama media alta y caliente el aceite de oliva restante. Agregue el tempeh marinado y cocine hasta que esté crujiente y dorado. Transferir a un plato y reservar.
4. Usando la misma sartén, sofreír la cebolla hasta que esté tierna, luego mezclar el jengibre, el ajo y la sal. Saltée hasta que desprenda su aroma.
5. Agregue la cúrcuma, el curry y el comino restante. Revuelva durante 2 minutos, luego mezcle los vegetales y el caldo restante. Aumente el calor a ebullición y luego reduzca a fuego lento.
6. Cocine la mezcla vegetal durante 30 minutos, revolviendo cada tanto, hasta que las verduras estén blandas.
7. Coloque el tempeh en la sartén y mezcle bien con el curry. Traslade a un bol y termine la parte superior con cilantro y tomate. Sírvalo de inmediato.

Capítulo 6 - Recetas para la cena

Sirva su cena vegana con un acompañamiento de verduras asadas, arroz integral esponjoso, o un trozo de pan de trigo integral. Una taza de té o agua de limón lo hará extra especial.

Sopa de frijoles y verduras con ajo asado

Rinde 6 porciones

Ingredientes
1 1/2 cucharadas de aceite de oliva
8 dientes de ajo, picados
1 1/2 cabezas de ajo asado, peladas (asadas al horno durante 30 minutos en 200 grados C)
1 ¼ grs de frijoles blancos, escurridos y enjuagados a fondo
3/4 taza de frijoles verdes picados
2 1/4 tazas de cebolla picada
3/4 taza de apio picado

1 1/4 tazas de zanahoria rebanada
3 tazas de patatas Russet picadas
1 1/2 cucharadita de sal marina fina
6 tazas de agua
650 grs de tomates triturados
1/6 cucharadita de semillas de apio
3/4 cucharadita de pimienta roja en escamas (ají picante)
1 1/2 cucharadita de condimento italiano
Sal marina
Pimienta negra recién molida

Instrucciones

1. Coloque una olla de caldo sobre la llama mediana y caliente el aceite y la sal marina fina juntos. Agregue las patatas, el ajo picado, la cebolla, el apio y la zanahoria. Salpimentar durante 6 minutos, luego añadir las escamas de pimiento rojo, las semillas de apio y el condimento. Saltée durante 3 minutos.
2. Vierta 4 1/2 tazas de agua junto con los tomates. Deje que hierva.
3. Combine el ajo asado con el agua

restante y luego licúe hasta que quede liso. Vierta en el pote, después aumente el calor hasta hervir.
4. Una vez que hierva, reduzca a fuego lento, después cocine por cerca de 30 minutos.
5. Añada los frijoles blancos y los frijoles verdes. Deje cocer a fuego lento durante 15 minutos. Sazonar al gusto con sal y pimienta, luego servir.

Pepitas seitán con salsa de mostaza de Dijon y Chive

Hace 20 pepitas

Ingrediente

Para el seitán:
2 1/2 tazas de gluten de trigo vital
1/2 taza de harina de garbanzos
2 cucharadas de cebolla en polvo
2 cucharaditas de ajo en polvo
4 cucharaditas de condimento seco para aves
6 cucharadas de levadura nutricional

1 cucharadita de pimienta blanca molida
1 1/2 tazas de caldo vegetal
3 cucharadas de aceite de oliva
4 cucharaditas de caldo vegano desmenuzado

Para el caldo de cocina:
4 tazas de caldo vegetal
2 cucharaditas de mostaza de Dijon
4 cucharaditas de cebolla en polvo
4 cucharaditas de condimento de aves secas
2 cucharadas de levadura nutricional
Sal marina
Pimienta negra recién molida

Para el aromatizante:
1 1/2 tazas de harina para todo propósito
3 cucharaditas de perejil seco
2 cucharaditas de ajo en polvo
3 cucharaditas de cebolla en polvo
2 cucharadas de almidón de maíz
1/2 cucharadita de pimienta blanca molida
1/2 cucharadita de sal marina

1 taza de leche vegana, sin azúcar
Canola o aceite de oliva

Para la salsa:
3 cucharaditas de mostaza de Dijon
2 cucharadas de cebollino fresco picado
1/3 taza de aceite de oliva
2 cucharaditas de vinagre de vino blanco
Sal marina
Pimienta negra recién molida

Instrucciones
1. Combine los ingredientes secos para el seitán en un tazón.
2. Mezcle los ingredientes húmedos en un recipiente separado, luego mezcle gradualmente los ingredientes secos y húmedos para formar una masa. Divida la mezcla en 12 pedazos, luego coloque cada pieza entre dos hojas pequeñas de papel pergamino. Aplanar cada pieza a media pulgada de espesor.
3. Coloque una sartén grande sobre la

llama media alta y caliente el aceite. Quite el papel de pergamino y cocine el seitán durante 3 minutos por lado o hasta que quede café crujiente. Transferir a un plato y reservar.

4. Fije el horno a 150 grados C.
5. Combine todos los ingredientes para el caldo de cocción en un recipiente para hornear. Coloque el seitán cocido en el caldo y cubra el plato con papel de aluminio. Hornee durante 1 hora, luego apague el horno y deje que el plato se quede en el horno por una hora adicional.
6. Retírelo del horno y deje que se cocine completamente. Transfiera el seitán a un recipiente de sellado hermético. Vierta el caldo en un recipiente separado. Refrigerar hasta 3 días o congelar hasta 60 días.
7. Para preparar las pepitas, combine la maicena y la leche en un plato profundo y mezcle una generosa pizca de pimienta y sal.

8. Combine la cebolla y el ajo en polvo, la harina, el perejil y 1/2 cucharadita de pimienta blanca y sal en un plato.
9. Cubra una bandeja para hornear con papel para hornear y reserve.
10. Para hacer la inmersión, combine la mostaza, el vinagre, el aceite de oliva y el cebollino. Sazonar al gusto con sal y pimienta, luego cubrir y refrigerar hasta 48 horas.
11. Sacar las pepitas de seitán y sumergirlas en la mezcla de leche, luego páselas por la mezcla de harina de una en una. Acomode en una sola capa en la bandeja preparada para hornear.
12. Refrigerar las pepitas durante media hora a 8 horas.
13. Para cocinar las pepitas, fije el horno a 150 grados C.
14. Cubra la base de una sartén grande con aceite, luego colóquelo sobre una llama alta. Cocine las pepitas durante 5 minutos por lado, o hasta que estén doradas. Transfiera a un plato a prueba de horno y

almacénelos en el horno mientras continúa cocinando las pepitas restantes.
15. Sirva las pepitas con el DIP.

Pasteles salados de guisantes partidos

Rinde 12 porciones

Ingredientes
1 1/4 tazas de guisantes verdes secos, cocine hasta que estén casi tiernos y luego escurridos a fondo
1/2 taza de cebolla roja picada
1 1/2 cucharadas de aceite de oliva
4 1/2 cucharadas de jugo de limón recién exprimido
1/3 taza de cilantro fresco picado o perejil
5 dientes de ajo, rallados
1 1/2 cucharada de Garam Masala
1 ½ cucharadita de comino molido
2/3 cucharadita de sal marina fina
2/3 cucharadita de pimentón
2/3 cucharadita de cúrcuma
1/6 cucharadita de pimienta de Cayena
2/3 cucharadita de polvo de hornear

3 cucharadas de almidón de maíz
1/3 taza de harina integral o integral de masa
1 cucharada de agua
Spray antiadherente para cocinar

Instrucciones
1. Pulse los guisantes partidos cocidos en un procesador de alimentos hasta que estén granulados, pero no hechos puré. Traslade a un bol.
2. Mezclar el cilantro o el perejil, el jugo de limón, el ajo, el Garam Masala, la cebolla, la cúrcuma, la pimienta de Cayena, la sal y el pimentón con los guisantes partidos. Mezclar la maicena, la harina y el polvo de hornear. Añada el agua si está demasiado seca. Tapar y refrigerar durante una hora.
3. Fije el horno a 180 grados C. Espolvorear una bandeja para hornear con polvo para hornear.
4. Divida la mezcla de guisantes divididos en 12 hamburguesas y

luego organícelas en la bandeja preparada para hornear. Rociar con spray de cocción antiadherente.
5. Hornear durante 15 minutos, luego girar y volver a recubrir con spray de cocción. Hornear por 10 minutos más.
6. Para almacenar, dejar enfriar, luego transferir a un recipiente hermético y refrigerar hasta 4 días. Recalentar antes de servir. Mejor servirlo con kétchup de tomate vegano.

Chili Blanca

Rinde 6 porciones

Ingredientes
1 1/2 cucharadas de aceite de oliva
1 1/2 tazas de cebolla picada
6 dientes de ajo, picados
4 papas blancas pequeñas, en cubos
340 grs de seitán, en cubos (receta de *Preparado de sabroso seitán*)
120 grs de setas picadas
3/4 taza de maíz congelado, descongelada

1 1/2 chiles jalapeños, sin semillas y picados

1 1/2 pimientos Poblano, sin semillas y picados

5 tomatillos picados

680 grs de frijoles grandes del norte, escurridos y enjuagados a fondo

3 tazas de caldo vegetal

1 1/2 cucharadita de Chile en polvo

1 1/2 cucharadita de tomillo seco

3/4 cucharadita de cilantro seco

1 1/2 cucharadita de orégano seco

1/3 cucharadita de pimienta negra recién molida

Sal marina

Instrucciones

1. Coloque una olla grande sobre la llama mediana y caliente el aceite de oliva. Agregue la cebolla y el seitán en cubos y cocine hasta que la cebolla esté tierna.
2. Agregue las patatas, los champiñones, el ajo, los tomatillos, los pimientos, las hierbas, el comino,

el Chile en polvo y la pimienta negra. Revolver durante 4 minutos.
3. Añada el maíz, los frijoles y el caldo, luego aumente el calor a ebullición. Una vez hirviendo, reduzca a fuego lento. Añada más caldo si todos los ingredientes no están cubiertos.
4. Cocine durante 45 minutos, revolviendo cada tanto, hasta que las patatas estén blandas.
5. Sazonar al gusto con sal, luego servir.

Polenta de verduras y frijoles

Rinde 6 porciones

Ingredientes
1 1/2 cucharadas de aceite de oliva
6 tazas de agua
3 cebollas rojas cortadas en rodajas
650 grs de frijoles enlatados de cualquier tipo, escurridos y lavados
9 tazas de verduras cortadas y picadas de cualquier tipo
6 dientes de ajo cortados en rodajas finas

1 1/2 tazas de harina de maíz molida grueso
2 cucharaditas de sal marina
3 cucharadas de levadura nutricional
1 1/2 cucharadita de albahaca seca
2/3 cucharadita de copos de pimiento rojo triturado
1 1/4 cucharadita de pimienta negra recién molida

Instrucciones

1. Hervir el agua en una cacerola a fuego alto. Añada 1 1/2 cucharaditas de sal y luego reduzca a la llama mediana.
2. Añada la harina de maíz, revolviendo constantemente, hasta que la mezcla se espese. Reduzca al ajuste de calor más bajo posible, luego cubra y cocine durante 30 minutos, removiendo una vez cada 10 minutos.
3. Agregue 1 1/2 cucharadas de cada una de las escamas nutricionales de levadura y aceite de oliva. Añada

3/4 cucharadita de pimienta negra y mezcle bien. Apague el fuego.
4. Coloque una sartén antiadherente sobre la llama mediana y caliente el aceite de oliva restante. Saltée la cebolla hasta que estén tiernas. Agregue la albahaca y el ajo y sofreír durante 2 minutos.
5. Agregue los frijoles y cocine por un minuto, luego añada los vegetales junto con las escamas nutricionales restantes. Añada las escamas de pimiento rojo y la sal restante y la pimienta negra. Mezcle bien y luego apague el fuego.
6. Divida la polenta en seis porciones, luego divida la mezcla de frijoles y verduras entre cada uno. Sírvalo de inmediato.

Tofu picante Linguini

Rinde 3 porciones

Ingredientes
1 cucharada de aceite de oliva

1/3 taza de cebolla roja picada
1/3 taza de calabacín en cubos
1/2 taza de setas en rodajas
225 grs de tofu extra firme
1 cucharadita de ajo picado
1/2 pimiento morrón pequeño, sin semillas y en juliana
2 cucharadas de vino blanco seco
340 grs de tomates asados en cubos, jugos reservados
340 grs de tomates asados al fuego triturados, jugos reservados
1/2 pimiento jalapeño, picado
1/2 cucharadita de jengibre fresco rallado
1/2 cucharadas de curry en polvo
1 cucharadita de tomillo seco
1/4 cucharadita de pimienta
1/8 cucharadita de nuez moscada
1/8 cucharadita de pimienta de Cayena
1/8 cucharadita de pimienta blanca molida
1/4 cucharadita de sal marina
270 grs de linguini cocido
1 Lima, cortada en rodajas

Instrucciones

1. Coloque una sartén sobre la llama media alta y caliente el aceite. Cocine el tofu en cubos hasta que esté crujiente, luego transfiéralo a una placa y apártalo.
2. Con la misma sartén, reduzca a llama mediana y saltée el pimiento y la cebolla hasta que la cebolla quede translúcida. Agregue los champiñones, el jalapeño y el calabacín. Saltear durante 3 minutos.
3. Añada el jengibre, el ajo, el tomillo, la pimienta, la cayena, la sal, el pimiento, el curry y la nuez moscada. Saltée durante 2 minutos.
4. Vierta el vino y raspe la sartén, luego mezcle los tomates con sus jugos y aumente el calor hasta que hierva. Una vez hirviendo, reduzca a fuego lento. Cocine a fuego lento durante 7 minutos. Ajuste los condimentos al gusto.
5. Combine la salsa de tofu y la pasta en un tazón grande, luego divida en tres porciones y adorne con cuñas de lima. Sirva de inmediato.

Verduras salteadas y tempeh con salsa de maní

Rinde 6 porciones

Ingredientes
340 grs de tempeh, en cubos
6 tazas de broccoli cortado
6 tazas de verduras trituradas o col rizada
3 tazas de repollo rojo triturado
2 tazas de zanahorias en rebanadas finas
2 cucharadas de jengibre fresco rallado
2 cucharadas de ajo picado
2 cucharadas de aceite de sésamo tostado
3 cucharaditas de jugo de lima fresco escurrido
6 cucharadas de tamari
1 taza y 4 cucharadas de agua
4 cucharadas de Manteca de maní natural cremosa
½ cucharadita de ají molido
2/3 taza de cilantro fresco picado

Instrucciones
1. Combinar 4 cucharadas de tamari con 4

cucharaditas de aceite de sésamo tostado en unrecipiente. Añadir el tempeh en cubos y reservar para marinar por 12 minutos.
2. Para hacer la salsa, combine una taza de agua con el tamari restante y el aceite de sésamo. Revuelva la mantequilla de maní, el jugo de limón y el ají molido.
3. Ponga un wok grande fuego alto medio y sofríalos revolviendo el tempeh junto con la marinada durante 5 minutos.
4. Hierva el agua restante en el wok, luego saltée el brócoli con zanahoria, jengibre y ajo hasta que el brócoli y la zanahoria estén crujientes.
5. Añáda las coles y el cilantro en el wok, luego coloque el tempeh y vierta la salsa sobre todo. Saltéalos hasta que se ablanden los coles.
6. Transferir a un plato y servir enseguida.

Capítulo 7 –Recetas de Postres

Los postres son generalmente rechazados en cualquier programa de Pérdida de peso, con la excepción de una fruta de vez en cuando. Sin embargo, puedes recurrir a cualquiera de estas recetas como un dulce no convencional para un arduo día de entrenamiento.

Caramelo de almendras congeladas

Rinde un pequeño sartén.

Ingredientes
1 taza de leche vegana, sin azúcar
1/4 taza de almendras crudas feteadas
1 1/2 tazas de azúcar de caña sin refinar (o chips de chocolate)
1/4 taza de margarina vegana, no hidrogenada
1/2 cucharadita de extracto puro de almendras

1 cucharadita de extracto puro de vainilla

Instrucciones
1. Aceitar con papel los costados y la base de un pequeño molde para horno. Dejar a un lado.
2. Colocar un sartén sobre fuego mediano y tostar las almendras por 3 minutos. Transferir a unbol.
3. Combinar la leche y la margarina vegana sobre llama media en el mismo sartén. Llevar hasta el hervor o hasta que la temperatura alcance los115 C (use un termómetro para caramelo). Apague el fuego, luego incorpore las almendras y los extractos. Permita enfriar un poco.
4. Usaruna mezcladora eléctrica, batir el caramelo hasta que espese, luego transfiera la mezcla en el molde previamente preparado. Enfríe por lo menos 8 horas.
5. Rebanar el caramelo en pequeños cuadraditos, luego transfiera a un recipiente herméticamente sellado y

refrigere hasta una semana.

Budín de arroz cremoso del sudeste asiático

Rinde tres porciones

Ingredientes
2 1/2 cucharadas de pistachos crudospartidos
7 oz de leche de coco enlatada
3/4 taza de leche vegana, sin azúcar
1/2 taza de agua
1/4 taza de coco rallado sin azúcar
1/4 taza de arrozJasmín
2 cucharadas de néctar de agave (aguamiel)
1/2 cucharadita de extracto puro de vainilla
1/4 cucharadita de canela molida
Una pizca de nuez moscada

Instrucciones
1. Coloca una sartén sobre fuego medio, luego tueste los pistachos por 3

minutos. Transfiera a un bol.
2. En la misma sartén, tueste el coco rallado por tres minutos, luego transfiera a un bol separado.
3. Agregue la leche de coco, el agua, 1/2 taza de leche vegana, sal, y arroz Jazmín dentro de la sartén. Lleve a punto de ebullición, luego reduzca a llama baja y deje hervir por 20 minutos, revolviendo constantemente hasta que el arroz esté esponjoso.
4. Mézclele la restante leche vegana, los extractos y el néctar de agave. Incorpore revolviendo el coco rallado, la canela y la nuez moscada. Mezcle bien.
5. Sirva decorado con pistachos tostados, tibio o frío.

Tarta de sémola y zanahorias

Rinde 4 porciones

Ingredientes
3/4 taza de zanahorias rayadas y peladas (de paquete)

1/4 taza de harina fina de sémola
1 1/2 cucharada de margarina vegana, no hidrogenada
1/3 taza de azúcar de caña sin refinar
1 1/2 cucharada de azúcar negra
1 taza de agua
2 1/2 cucharadas de pasas rubias
1/3 cucharadita de cardamomo molido
1/8 cucharadita de sal marina
1/4 cucharadita de extracto puro de vainilla
2 cucharada dealmendras de Cajú o almendras molidas
Una pizca de nuez moscada
Spray antiadherente

Instrucciones
1. Derrita la margarina en un sartén sobre fuego mediano. Mezclarle la zanahoria rallada por 3 minutos. Agregarle el azúcar negro hasta que la mezcla se caramelice. Transferir la mezcla a un bol.
2. Preparar un molde para horno con aceite antiadherente, luego ponerla a

un lado.
3. Verter agua en la misma sartén y hervir sobre fuego fuerte. Agregar el azúcar, sal, pasas, cardamomo, nuez moscada y la mezcla de zanahoria. Dejar hervir por un minute, luego reducir a fuego lento.
4. Mezclarle la semolina usando una cuchara de madera hasta que espese, luego volcar el preparado en el molde preparado. Culminar con las almendras molidas.
5. Dejar que enfríe y tome consistencia por media hora. Rebanar en ochoporciones, luego servir.

Gelatina Vegana de Frutas

Rinde 8 porciones

Ingredientes
2 litros de jugo de manzana
1/2 taza de agua
1/4 cucharadita de sal marina
2/3 taza de escamas de agar agar
2 cucharadas de almidón de Arruruz
4 tazas de fruta de cualquier tipo picada

fresca o congelada
2 cucharaditas de extracto puro de vainilla

Instrucciones
1. Mezcle el jugo de manzana, la sal, y las escamas de agar agaren un sartén sobre fuego medio alto. Dejar hervir, luego reducir a llama baja y mezclar constantemente hasta que las escamas de agar agar se disuelvan.
2. En un bol, mezclar el almidón de arrurruz con el agua. Volcarlo al sartén con el extracto de vainilla. Dejar que la mezcla hierva hasta espesar. Apagar el fuego.
3. Desparramar la fruta sobre una bandeja nivelada en dos moldes para horno. Derramar la mezcla de jugo en forma pareja entre los moldes, luego dejar a un lado a temperatura ambiente por 20 minutos.
4. Transfiera al refrigerador y enfriar por 2 horas. Servir frío.

Conclusión

Ojalá, este libro te haya inspirado a ser vegano y cuidarte bien y hacer un impacto en este mundo al mismo tiempo. Diviértete preparando platos veganos que has obtenido aquí, y no le temas a experimentar y crear tus propias comidas vegano-amigables. El estilo de vida vegano no es para corazones débiles, pero cuando tus haces el esfuerzo consciente para enfrentar el desafío diario, no obtendrás otra cosa que buena salud y felicidad de cosechar.

Parte 2

Introducción

La salud de una persona se considera la mayor riqueza para un ser humano. "No" es una oración completa y si no encuentra el pasaje de Comidas Saludables pronto, seguramente descubrirá y experimentará enfermedades en su vida.

¿Puede prevenir que su cuerpo sufra enfermedades cardíacas, sobrepeso, diabetes y algunos tipos de cáncer?

Si su respuesta es un "NO", seguramente ha elegido el libro correcto.

Este no sólo es otro libro de dieta. A medida que lo revise, se dará cuenta de por qué no necesita ser un "freak" del ejercicio para ayudar a evitar que su cuerpo contraiga enfermedades cardíacas, sobrepeso, diabetes y algunos tipos de cáncer, y se sienta bien.

Lo que necesita es hacerse cargo de lo que come y cuándo come. Es así de simple y, muy pronto, notará un cambio considerable en su cuerpo, sus niveles de energía y su vida.

Una dieta vegana sin gluten es deliciosa y

factible, y puede prepararse en un lapso muy corto de tiempo. Cuando decimos que sí a la salud, le decimos no a los daños.

Los alimentos que provienen de animales, incluidos los huevos y los productos lácteos, no forman parte de la "dieta vegana". La dieta vegana sólo contiene plantas y granos, como las verduras, las frutas, las nueces y los alimentos que puedes preparar a partir de las plantas. Su cuerpo requiere vitaminas, minerales y oligoelementos, ya que son necesarios para su salud, rendimiento y bienestar físico en general. En general, los obtendría de una dieta vegana equilibrada.

Si está interesado en experimentar una forma más saludable de comer mientras evita los riesgos para la salud que pueden resultar del consumo innecesario de lácteos, carne y alimentos procesados, le sugerimos que haga de los siguientes alimentos el núcleo de su dieta:

Una dieta vegana saludable contiene:

Muchosalimentos con almidón

Muchas verduras y frutas.

Pocas alternativas lácteas como las bebidas de soja, fortificadas.

Una pequeña cantidad de alimentos azucarados y grasosos.

Algunas fuentes de proteínas no lácteas, como legumbres y frijoles

La dieta vegana incluso le ayudaría a perder su peso corporal adicional:

Los alimentos ricos en carbohidratos ayudan con el control permanente del peso, ya que contienen menos de la mitad de las calorías de las grasas, lo que significa que reemplazar los alimentos grasos por carbohidratos compuestos automáticamente reduce las calorías.

Tanto a corto como a largo plazo, la pérdida de peso más exitosa generalmente proviene de mantenerse alejado de los productos animales y de mantener los alimentos altamente procesados, las grasas y los aceites vegetales al mínimo.

Además, ayuda a mantener la fibra natural en los alimentos que consume. Esto significa que en lugar de comer pan blanco, elija panes integrales y muchas frutas, legumbres (guisantes, frijoles o lentejas) y verduras. No olvide que la actividad física es importante para lograr y mantener un peso saludable.

Capítulo 1: Infórmese

¿Cómo obtener los nutrientes esenciales que su cuerpo necesita?

Puede cumplir y obtener todos los nutrientes esenciales que su cuerpo necesita con una excelente planificación y conocimiento de lo que constituye una dieta vegana equilibrada y saludable.

Podría haber posibilidades de que pierda nutrientes vitales, como la vitamina B12, el calcio y el hierro, si no planifica su dieta adecuadamente.

Las veganas que están embarazadas o amamantando:

Las mujeres que siguen una dieta vegana (durante la lactancia o durante el embarazo) deben asegurarse de obtener la cantidad suficiente de minerales y vitaminas para que su hijo crezca de manera saludable.

Debe asegurarse de que su niño reciba una amplia variedad de alimentos para obtener las vitaminas y la energía esenciales que necesita para el crecimiento general de su cuerpo.

Vitamina B12

Para mantener una sangre y un sistema nervioso saludables, su cuerpo necesita una cantidad suficiente de vitamina B12. Las fuentes para que los veganos obtengan vitamina B12 son muy limitadas, ya que se encuentra naturalmente en alimentos de origen animal. Puede buscar un suplemento de vitamina B12.

Buenas fuentes de vitamina B12 para veganos y vegetarianos:

- Extracto de levadura, como Marmite.
- Bebidas de soja fortificadas o cereales para el desayuno.

¿Cómo obtener vitamina D y calcio para su cuerpo?

Para tener dientes y huesos sanos y fuertes, su cuerpo necesita calcio. Sin embargo, las personas que no siguen una dieta vegana obtienen la mayor parte de su necesidad de calcio de los productos lácteos (como el yogur, la leche y el queso); los veganos también pueden obtenerlo de otras fuentes de alimentos.

Buenas fuentes de calcio para los veganos incluyen:

- Frutas secas, como los albaricoques secos, las pasas, los higos y las ciruelas pasas
- Arroces fortificados, soja y avena.
- Tahini y semillas de sésamo
- Tofu calcificado
- Pan blanco y marrón.
- Legumbres

Para absorber el calcio, su cuerpo necesita vitamina D. Las fuentes veganas de vitamina D son:

- Suplementos de vitamina D (para asegurarse de que la vitamina D utilizada en un producto no sea de origen animal, puede leer la etiqueta)
- Grasas enriquecidas, bebidas de soja y cereales para el desayuno (con vitamina D añadida)
- Exposición a la luz del sol: no olvide proteger o cubrir su piel antes de que empiece a arder o se ponga roja.

Obteniendo suficiente hierro

Su cuerpo requiere "hierro" para producir glóbulos rojos. Su cuerpo absorbe menos cantidad del hierro proveniente de alimentos de origen vegetal.

Los veganos pueden obtener hierro de:

- Harina integral y pan.
- Legumbres
- Vegetales de hoja verde oscuro, tales como verduras de primavera, berros y brócoli.
- Cereales para el desayuno, fortificados con hierro.
- Frutos secos como ciruelas, higos y albaricoques.
- Nueces

Cómo obtener ácidos grasos omega-3 en la dieta vegana:

Los ácidos grasos omega-3 se encuentran principalmente en el pescado, y cuando se consumen como parte de una dieta saludable pueden ayudar a su cuerpo a mantener un corazón sano y a disminuir sus probabilidades de sufrir enfermedades cardíacas.

Los veganos pueden obtener ácidos grasos omega-3 a través de las siguientes fuentes:

• Nueces
• Aceite de colza
• Aceite de lino (linaza)
• Alimentos a base de soja, como el tofu y el aceite de soja.

Capítulo 2: Beneficios

Algunos beneficios que obtendría de una dieta vegana (a base de plantas):

Un beneficio importante por perder peso con una dieta basada en plantas es la saciedad. Los alimentos vegetales tienen un alto contenido de agua:

- Los vegetales verdes contienen un 90 por ciento o más de agua.
- Las patatas y los vegetales de raíz contienen el 70 por ciento o incluso más de agua.
- Los granos cocidos pueden contener un 70% o más de agua.
- Las frutas frescas tienen típicamente más del 80% de agua.

Verduras como las coles de Bruselas, el brócoli, el repollo, la coliflor, los nabos y la col rizada contienen flavonas glucosídicas, que se sabe que contienen elementos anticancerígenos. La vitamina C que se encuentra normalmente en muchas verduras y frutas cítricas puede disminuir los riesgos de cáncer de estómago y esófago. La vitamina C ayuda a bloquear la conversión de nitratos en nitrosaminas, que causen cáncer en el estómago. También actúa como un antioxidante, contrarrestando los químicos que causen cáncer y que normalmente se forman dentro de su cuerpo. El selenio se encuentra generalmente en los granos enteros y tiene efectos antioxidantes similares, como la vitamina C y el betacaróteno. Incluso la vitamina E tiene este efecto también. No suplemente el selenio en grandes dosis; póngase en contacto con su médico acerca de esto.

Una dieta vegana o basada en plantas es su clave para su salud en general. Disfrutará de beneficios como:

- Dormir mejor.
- Detener la fatiga de la tarde.
- Mejorar la fuerza.
- Prevenir los resfriados o la gripe.
- Prevenir dolores y molestias.
- Mejorar el estado de ánimo general.
- Reducir el exceso de grasa corporal.
- Aliviar el dolor articular.

- Ganar músculo.

Los alimentos de origen vegetal son alcalinizantes: mantienen los huesos fuertes y saludables, mientras que los alimentos de origen animal son excepcionalmente formadores de ácido.

Una dieta basada en plantas puede ayudar a controlar la diabetes, la presión arterial alta (también puede ser más baja en sodio y más alta en potasio, lo que puede ayudar a disminuir la presión arterial). También puede ayudar a prevenir enfermedades cardíacas y ciertos cánceres que se generan científicamente debido a los productos alimenticios, los alimentos modificados genéticamente y los productos animales. También puede ayudar a protegerlo contra la obesidad, diabetes, enfermedades autoinmunes, huesos, riñones, ojos y enfermedades cerebrales.

Su piel se aclarará y cualquier acné desaparecerá. Las comidas a base de plantas, las verduras y las frutas son increíblemente hidratantes. Su piel brillará con una salud vibrante. El beneficio general de consumir una dieta basada en plantas es: más bajo en grasas saturadas y colesterol, dependiendo de la elección de los alimentos.

A continuación, le ayudaré con algunas ideas de desayuno, almuerzo, cena, bocadillos y sopas que puede probar en su hogar.

Capítulo 3: Desayuno

Picadillo De Col & Patatas

Tiempo total de preparación y cocción: 35 minutos.

Para 4 porciones

Ingredientes:
- 1 chalote mediano y picado
- 1/2 manojo grande de hojas de col rizada (aproximadamente 8 tazas)
- 1/2 cucharadita de pimienta molida fresca
- 2 tazas de patatas cocidas y ralladas
- 2 cucharadas de rábano picante
- 3 cucharadas de aceite de oliva extra virgen
- 1/4 cucharadita de sal

Instrucciones de cocina:

1. Coloque las hojas de col en un recipiente apto para microondas (preferiblemente grande), cubra y cocine aproximadamente por 3 minutos o hasta que se marchiten. Escurra, deje que las hojas se enfríen un poco y luego píquelas finamente.

2. Mientras tanto, mezcle el chalote, el

rábano picante, la sal y la pimienta en un tazón grande. Ponga las patatas y la col ya picadas; revuelva para mezclar bien.

3. A fuego medio en una sartén grande antiadherente, caliente el aceite de oliva. Ahora ponga la mezcla de col en la sartén, esparza en una capa uniforme y cocine. Revuelva cada 2 a 3 minutos y vuelva a colocar la mezcla en una capa suave. Cocine durante aproximadamente 12 a 15 minutos o hasta que las patatas se vuelvan crujientes y de color marrón dorado.

Valor nutricional (Cantidad por porción): 220.4 calorías, 11.2 g de grasa total, 0 mg de colesterol, 28 g de carbohidratos, 4.6 g de fibra, 6.1 g de proteína.

Revuelto Delicioso De Tofu

Tiempo total de preparación y cocción: 25 minutos.
Para 6 porciones
Ingredientes:
- 2 cebollas verde, picadas o 1 cucharada de cebolla en polvo
- 1 cucharada de salsa de soja
- 1 cucharada de condimento italiano

- 2 cucharadas de pimientos verdes secos (opcional) o 1 cucharada de chiles verdes enlatados (opcional)
- 1 pimiento verde picado
- 1/4 cucharadita de cúrcuma
- 1 libra de tofu firme
- 1/2 cucharadita de sal
- 1 a 2 tomates picados
- Sal negra, según requerimientos.

Instrucciones de cocina:

1. Usesus manos para desmenuzar el tofu.

2. Mezcle bien el tofu y todo lo demás en una sartén (no agregue los tomates). Calienteaproximadamente por 8 a 10 minutos.

3. Ahora ponga los tomates y cocine aproximadamente por 5 a 8 minutos más o hasta que esté completamente caliente.

Valor nutricional (Cantidad por porción): 66.7 calorías, 3.2 g de grasa total, 0 mg de colesterol, 4.2 g de carbohidratos, 1.4 g de fibra, 7 g de proteína.

Avena Tropical

Tiempo total de preparación y cocción: 6 minutos.

Para 1 porción
Ingredientes:
- 1/2 banana mediana
- 1/2 cucharadita de extracto de coco
- 1/2 taza de avena
- Sustituto del azúcar, como Splenda
- 1 taza de agua

Instrucciones de cocina:
1. Cocine la avena en la estufa o en el microondas como lo hace normalmente.
2. Corte el plátano en rodajas de aproximadamente ¼ de pulgada y haga cuatro trozos al mismo tiempo que está cocinando.
3. Cuando haya terminado con la avena, agregue el plátano y el extracto de coco. Para hacer una avena fina, puede agregar una pequeña cantidad de leche con un edulcorante, si lo desea.

Valor nutricional (Cantidad por porción): 211 calorías, 2,8 g de grasa total, 0 mg de colesterol, 40,9 g de carbohidratos, 5,6 g de fibra, 6 g de proteína.

Waffles De Avena

Tiempo total de preparación y cocción: 10

minutos

Para 4 waffles

Ingredientes:

- 1 plátano en rodajas
- 2 tazas de agua
- 1 cucharadita de vainilla
- 2 tazas de avena arrollada
- 1 cucharada de azúcar
- 1/2 cucharadita de sal

Instrucciones de cocina:

1. Ponga todo en una licuadora de alta velocidad y mezcle hasta que esté homogéneo.

2. Transfiera la pasta a un gofre de hierro fundido.

Valor nutricional (Cantidad por porción): 195 calorías, 2.7 g de grasa total, 0 mg de colesterol, 37.4 g de carbohidratos, 4.9 g de fibra, 5.6 g de proteína.

Pudín De Arroz y Pasas

Tiempo total de preparación y cocción: 20 minutos.

Para 4 porciones

Ingredientes:

- 1 taza de agua

- 1 taza de leche de soja
- 1/2 taza de pasas
- 3 tazas de arroz integral cocido
- 1/4 taza de jarabe de arce real
- 1/2 taza de almendras tostadas y picadas
- 1 cucharadita de canela molida
- 1/2 cucharadita de cardamomo molido

Instrucciones de cocina:

1. Comience agregando todos los ingredientes juntos.
2. Deje hervir a fuego medio a alto.
3. Inmediatamente reduzca el fuego a bajo y cocine a fuego lento.
4. Revuelva con frecuencia para evitar que se queme. Repita hasta que se espese, unos 5-8 minutos.
5. Colóquelos en su tazón favorito y sirva.

Valor nutricional (Cantidad por porción): 406 calorías, 11.6 g de grasa total, 0 mg de colesterol, 68.9 g de carbohidratos, 6.1 g de fibra, 10.2 g de proteína.

Granola De Frutas Secas y Nueces

Tiempo total de preparación y cocción: 40 minutos.
Para 6 porciones

Ingredientes:
- 2 tazas de avena arrollada
- 1/2 taza de azúcar morena empacada
- 1/4 taza de arándanos secos, cortados en cubitos
- 1 cucharadita de canela molida
- 1/4 taza de jugo de naranja
- 1/2 taza de harina, de uso múltiple
- 3 cucharadas de aceite vegetal
- 1/2 cucharadita de jengibre molido
- 1/4 taza de albaricoque seco, cortado en cubitos
- 1/2 taza de nueces picadas (o su elección)
- 3 cucharadas de jarabe de arce puro

Instrucciones de cocina:

1. Cubra una bandeja para hornear con papel de aluminio y precaliente el horno a 300F / 175C. Rocíe spray vegetal sobre la bandeja para hornear.

2. En un bol, mezcle la harina, la avena, la canela, el azúcar, el aceite, el jengibre, el jarabe de arce, las nueces y el jugo de naranja. Coloque la mezcla sobre la bandeja para hornear preparada y hornee durante aproximadamente media hora,

para evitar que se queme, debe echarla una vez. Ahora póngale la fruta seca.

3. Puede guardar la granola en un recipiente hermético duranteaproximadamente 1 mes.

Valor nutricional (Cantidad por porción): 385.8 calorías, 14.6 g de grasa total, 0 mg de colesterol, 58.8 g de carbohidratos, 4.8 g de fibra, 7.7 g de proteína.

Patatas Asadas a La Hierba

Tiempo total de preparación y cocción: 75 minutos.
Para 6 porciones
Ingredientes:
• 1 cebolla mediana, cortada en cuartos de media pulgada de grosor
• 3 libras de patatas rojas pequeñas, cortadas a la mitad a lo ancho
• 4 cucharaditas de tomillo fresco picado
• 3 pizcas de pimienta negra fresca.
• 4 cucharaditas de romero fresco y picado.
• 1/4 taza de aceite de oliva
• 2 cucharaditas de sal marina gruesa
Instrucciones de cocina:

1. Precaliente su horno a 450F / 230C.
2. Divida las cebollas y las patatas ya sea entre una bandeja para hornear con borde grande o dos bandejas para hornear con borde, espolvoree aceite y luego pimienta y sal. Mezcle para cubrir bien (incluso puede usar sus manos para esto).
3. Ase durante aproximadamente media hora y luego retire las patatas del horno. Espolvoree las hierbas y mezcle para cubrirlas bien (ya que las patatas deben estar calientes, puede usar una espátula). Devuelva las patatas al horno y ase aproximadamente por 20 minutos más o hasta que estén doradas y tiernas.

Valor nutricional (Cantidad por porción): 395 g Calorías, 13.9 g Grasa total, 0 mg Colesterol, 62.7 g Carbohidratos, 8.1 g Fibra, 7.2 g Proteína.

Desayuno De Quínoa

Tiempo total de preparación y cocción: 30 minutos.

Para 4 porciones

Ingredientes:
- 1 taza de quínoa (sin cocer y enjuagada)

- 1 taza de agua
- 1 taza de néctar de albaricoque (u otro néctar, sin azúcar extra añadida)
- 1 taza de arándanos (enjuagados)
- 2 manzanas (sin corazón y enjuagadas)
- 2 tazas de yogurt natural (sin azúcar agregada y sin grasa)
- 2 cucharadas de nueces picadas

Instrucciones de cocina:

1. Siéntase libre de cambiar las mezclas de frutas. Deje hervir la quínoaenjuagada, el agua y el néctar. Reduzca a fuego lento y tape. Cocínelos hasta que se absorba todo el líquido, toma alrededor de 10-15 minutos.

2. Retire del fuego y deje que se enfríe. Una vez que la quínoa se haya enfriado por completo, mezcle con manzanas picadas, nueces picadas y arándanos.

3. Cubra con yogurt y sirva.

Valor nutricional (Cantidad por porción): 371 g Calorías, 6.7 g de grasa total, 7 mg de colesterol, 63.1 g de carbohidratos, 6.7 g de fibra, 14.7 g de proteína.

Cereal Con Cereza y Almendra

Tiempo total de preparación y cocción: 5 minutos.

Para 1 porción

Ingredientes:

• 8 cerezassin semillas y en partidas en cuatro
• 1/3 taza de leche de soja
• 1/2 plátano grande y cortado en ½ lunas
• 2 cucharadas de mantequilla de almendras (endulzada con miel o natural, ambas son buenas)
• 3/4-1 taza de copos multigrano orgánicos

Instrucciones de cocina:

1. Coloque los copos en un tazón grande y vierta la mantequilla de almendras sobre ellos. (Asegúrese de que la mantequilla de almendras sea más suave y más fácil de agregar).
2. Ahora, ponga la leche de soja y revuelva todo. Si ve grupos de copos y mantequilla de almendras; no se preocupe, eso es normal.
3. ¡Ponga las frutas restantes sobre la mezcla y revuelva rápidamente! Sirva y disfrute.

Valor nutricional (Cantidad por porción): 381.3 calorías, 16.7 g de grasa total, 0 mg de colesterol, 56.3 g de carbohidratos, 9.9 g de fibra, 11.5 g de proteína..

Poderoso Panqueque De Garbanzo

Tiempo total de preparación y cocción: 20 minutos.
Para 1 panqueque grande
Ingredientes:
• 1 cebolla verde finamente picada (aproximadamente 1/4 taza)
• 1/4 taza de pimiento rojo finamente picado
• 1/2 taza de harina de garbanzos (también conocida como harina besan)
• 1/4 cucharadita de polvo de ajo
• 1/4 cucharadita de polvo de hornear
• 1/4 cucharadita de sal marina de grano fino
• 1/8 cucharadita depimienta negra recién molida
• 1/2 taza y 2 cucharadas de agua
• Pizca de pimienta roja (opcional)
• Aguacate, hummus, crema de anacardo y salsa (opcional cuando se sirve)

Instrucciones de cocina:

1. Prepare losingredientes y reserve. Precaliente una sartén de 10 pulgadas a fuego medio.

2. Tome la harina de garbanzos, el ajo, la sal, el polvo para hornear, la pimienta ylas hojuelas de pimienta roja (opcional), y bátalos en un tazón pequeño.

3. Agregue el agua en el recipiente. Bata hasta que no queden grumos. Es recomendable batir durante unos 15 segundos para crear burbujas de aire en la masa.

4. Agregue las verduras picadas y revuelva.

5. Una vez que la sartén esté precalentada, rocíela ampliamente con aceite de oliva u otro aerosol antiadherente para cocinar.

6. Vierta toda la masa y distribúyala rápidamente por toda la bandeja. Cocine el panqueque durante aproximadamente 5 ó 6 minutos, dependiendo de cuán caliente esté su sartén. Luego, volteee el panqueque con precaución y cocine durante 5 minutos más, hasta que se vea ligeramente dorado. Cuando cocine, asegúrese de tomarse su tiempo porque

este panqueque toma mucho más tiempo para cocinar en comparación con los panqueques normales.

7. Sirva el panqueque en un plato grande y cúbralo con los ingredientes que desee. Las sobras se pueden envolver y guardar en la nevera. Recaliente en una sartén hasta que se caliente.

Valor nutricional (Cantidad por porción): 381 calorías, 6.1 g de grasa total, 29 mg de colesterol, 64.5 g de carbohidratos, 18.5 g de fibra, 20 g de proteína.

Capítulo 4: Almuerzo

Sandwiches DeLechuga, Tomate y Alga Dulse

Tiempo total de preparación y cocción: 10 minutos
Para 2 porciones
Ingredientes:
- 4 rebanadas de pan integral
- 4 cucharadas de mayonesa vegana
- 1/2 taza de algas Dulse
- 1 tomate
- 1/2 taza de lechuga

Instrucciones de cocina:

1. A fuego medio en una sartén grande, fría el alga hasta que las hojas se vuelvan verdosas, (negro = quemado) durante unos minutos. Deje enfriar a temperatura ambiente.

2. Mientras tanto, haga la rebanada de tomate y el pan tostado, si lo desea. Unte mayonesa sobre el pan y cúbralo con alga Dulse, tomate y lechuga. Sazone con pimienta y sal, si lo desea.

Valor nutricional (Cantidad por porción): 224.2 calorías, 7.7 g de grasa total, 7.2 mg de colesterol, 34.6 g de carbohidratos, 2.2 g de fibra, 5.2 g de proteína.

Almendras Con Azúcar y Especias

Tiempo total de preparación y cocción: 15 minutos.

Para 2 tazas

Ingredientes:

- 2 tazas de almendras enteras
- 3 cucharadas de jarabe de maíz ligero
- 1/3 taza de azúcar granulada (o azúcar vegana)
- 1/2 cucharadita de nuez moscada recién molida
- 4 cucharaditas de canela molida

Instrucciones de cocina:

1. Precaliente su horno a 350 F / 175 C.

2. Rocíe una bandeja para hornear (preferiblemente grande) con aceite en aerosol (que no se pegue), o ponga unas gotas de aceite y use una toalla de papel para esparcirla uniformemente.

3. Coloque el azúcar, la nuez moscada y la canela en un plato pequeño, y déjelo a un lado.

4. Coloqueen un tazón diferente el jarabe

de maíz con las almendras hasta que las almendras estén bien cubiertas; espolvoree azúcar sobre las almendras y remueva. Asegúrese de que se mezclen de manera uniforme.

5. Coloque las almendras recubiertas en la bandeja de hornear engrasada y hornee hasta que las almendras estén doradas y burbujeantes, aproximadamente 15 minutos; Retire las almendras del horno.

6. Deje que las almendras se enfríen en la bandeja para hornear a temperatura ambiente, revolviendo para separar los frutos secos y evitar que se peguen.

7. ¡Incluso puede guardar las almendras crujientes en un recipiente hermético, aunque no por tanto tiempo!

Valor nutricional (Cantidad por porción): 1063.8 calorías, 72.8 g de grasa total, 0 mg de colesterol, 90.8 g de carbohidratos, 19.5 g de fibra, 30.6 g de proteína.

Frijoles Verdes Asados

Tiempo total de preparación y cocción: 25 minutos.

Para 6 porciones

Ingredientes:
- 2 libras de frijoles verdes
- 2 cucharadas de aceite de oliva
- 1 cucharadita de sal kosher
- 1/2 cucharadita de pimienta molida fresca

Instrucciones de cocina:
1. Precaliente su horno a 400F / 200 C.
2. Lave y enjuague los frijoles (asegúrese de que estén limpios, y bien secos).
3. Coloque los frijoles verdes en un molde para pan de jalea y rocíe con aceite de oliva.
4. Espolvoree con pimienta y sal al gusto.
5. Cubra los frijoles uniformemente con las manos y luego distribúyalos en una sola capa.
6. Ase hasta que los frijoles estén algo marchitos y bastante marrones en las manchas, duranteaproximadamente media hora. No olvide voltear los frijoles después de cada 10 ó 15 minutos.
7. Sirva a temperatura ambiente o caliente.

Valor nutricional (Cantidad por porción): 100.9 calorías, 3.9 g de grasa total, 0 mg de colesterol, 16 g de carbohidratos, 6.2 g de fibra, 4.2 g de proteína.

Palomitas De Coliflor

Tiempo total de preparación y cocción: 70 minutos.
Para 4 porciones
Ingredientes:
- 1 cabeza de coliflor
- 4 cucharadas de aceite de oliva
- 1 cucharadita de sal al gusto

Instrucciones de cocina:

1. Precaliente su horno a 425 F / 220 C.

2. Recorte la cabeza de la coliflor y deseche los tallos gruesos y el núcleo. Corte los flósculos y haga bolas de tamaño ping-pong.

3. Mezcle la sal y el aceite de oliva en un tazón grande. Luego, coloque las piezas de coliflor y mezcle bien.

4. Para una limpieza fácil, cubra una bandeja para hornear con pergamino y luego extienda las piezas de coliflor sobre la hoja y ase hasta que la mayoría de las piezas se hayan tornado de color marrón dorado, durante aproximadamente una

hora, girando 4 ó 5 veces.

Valor nutricional (Cantidad por porción): 156.1 calorías, 13.9 g de grasa total, 0 mg de colesterol, 7.3 g de carbohidratos, 2.9 g de fibra, 2.8 g de proteína.

Cebollas y Espinaca

Tiempo total de preparación y cocción: 25 minutos.

Para 4 porciones

Ingredientes:
- 3 cucharadas de aceite de oliva ligero
- 1 cebolla roja grande, cortada en rodajas finas
- 1 libra de hojas de espinaca frescas, limpias y sin tallos
- 1 cucharada dejugo de limón fresco
- Pimienta y sal (según gusto)

Instrucciones de cocina:

1. Caliente el aceite de oliva en una sartén grande.

2. Agregue las cebollas sólo cuando el aceite se caliente(asegúrese de que no esté humeando).

3. Saltee hasta que la cebolla esté caramelizada, revolviendo

constantemente, durante aproximadamente 15 minutos. Deje que la cebolla se ponga crujiente y bastante oscura.

4. Ahora ponga las hojas de espinaca, por un minuto o dos, y revuelva hasta que se acaben de fundir.

5. Agregue el jugo de limón, la pimienta y la sal, y mezcle con el plato ya preparado.

6. Sirva.

Valor nutricional (Cantidad por porción): 131.4 calorías, 10.6 g de grasa total, 0 mg de colesterol

7.9 g de carbohidratos, 3.2 g de fibra, 3.7 g de proteína.

Ajo Asado y Brócoli

Tiempo total de preparación y cocción: 35 minutos.

Para 6 porciones

Ingredientes:
- 9 tazas de floretes de brócoli
- 12 onzas de ajos pelados y con dientes separados (aproximadamente 3 cabezas)
- 2 cucharadas de salsa de soja
- 1 cucharadita de aceite de sésamo

- 2 cucharaditas de aceite de oliva

Instrucciones de cocina:

1. Engrase ligeramente una bandeja para hornear (preferiblemente de 8 a 10 pulgadas cuadradas).

2. Ponga el aceite de oliva en la sartén y mezcle con los dientes de ajo.

3. Hornee a 475F / 245C durante aproximadamente 20 minutos, hasta que el ajo comience a dorarse (no se exceda).

4. Lleve una olla (preferiblemente grande) de agua a hervir, mientras el ajo todavía se está asando.

5. Agregue el brócoli al agua en el momento en que comience a hervir y cocine aproximadamente por 5 minutos (sólo caliente el brócoli y asegúrese de que todavía esté muy crujiente).

6. Escurra y luego ponga en agua fría. Escurra y repita el proceso con el brócoli.

7. Mezcle el aceite de sésamo y la salsa de soja en un tazón poco profundo y luego agregue la mezcla al ajo. Revuelva.

8. Ponga esta mezcla sobre el brócoli y mezcle bien.

Valor nutricional (Cantidad por porción):

98 calorías, 2.8 g de grasa total, 0 mg de colesterol, l15.8 g de carbohidratos, 0.7 g de fibra, 5.7 g de proteína.

Cacahuates Confitados

Tiempo total de preparación y cocción: 15 minutos.
Para 4 porciones
Ingredientes:
- 2 tazas de cacahuates asados sin sal.
- 1 cucharadita de jugo de limón
- 1 taza de azúcar

Instrucciones de cocina:

1. A fuego medio en una cacerola, derrita el azúcar por completo, revolviendo con frecuencia.

2. Agregue el jugo de limón al azúcar solo cuando ésta alcance la consistencia del jarabe de maíz, revolviendo rápidamente.

3. Retire la mezcla del fuego y enseguida agregue los cacahuates. Para endurecer los cacahuates recubiertos, extiéndalos sobre una bandeja para hornear engrasada.

Valor nutricional (Cantidad por porción): 580.1 calorías, 32.8 g de grasa total, 0 mg de colesterol, 62.7 g de carbohidratos, 4.6

g de fibra, 17.5 g de proteína.

Ensalada Asiática Vegana

Tiempo total de preparación y cocción: 20 minutos.
Para 4 porciones
Ingredientes:
Ensalada
- 1 manojo de col (Cualquier tipo de su elección, pero preferiblemente lacinato / Toscana / col de dinosaurio)
- Sal marina de grano fino
- 1 taza de arvejas picadas
- 1 zanahoria grande (pelada y con cinta)
- 1 pimiento rojo pequeño (sin semillas y picado)
- 1 taza colmada de edamame orgánico
- Un aguacate (picado y cortado en tiradas pequeñas)
- 1 chalota grande (muy bien cortada)
- Puñado de cilantro (picado)
- Un puñado de albahaca tailandesa o albahaca regular (picada)

Salsa
- 1/4 taza de aceite de oliva
- 2 cucharadas de vinagre de arroz

- 1 cucharada de jengibre finamente rallado
- 1 cucharada deTamari bajo en sodio (u otra salsa de soja con bajo contenido de sodio)
- 2 cucharaditas de jugo de limón
- 3 dientes de ajo (prensados o picados)

Instrucciones de cocina:

1. Con un cuchillo de cocinero, retire las costillas duras de la col y luego deséchelas. Corte las hojas de col en trozos pequeños y transfiéralas a un tazón.

2. Espolvoree las hojas de col con una pizca de sal marina y masajéelas con las manos hasta que la col tenga un color verde más oscuro y fragante.

3. Coloque el aderezo de ensalada restante en la col y mezcle para cubrir bien.

4. Comience a hacer la vinagreta: mezcle todos los ingredientes hasta que estén emulsionados. Mezcle el aderezo con la ensalada de col y sirva.

Valor nutricional (Cantidad por porción): 365 calorías, 27 g de grasa total, 0 mg de colesterol, 23.2 g de carbohidratos, 8.6 g de fibra, 12 g de proteína.

Combo De Col y Alcaravea

Tiempo total de preparación y cocción: 20 minutos.

Para 4 porciones

Ingredientes:

- 1 col rizada (sin corazón)
- 1 cucharada de aceite de oliva
- 1 cebolla (en rodajas finas)
- 2 o 3 cucharaditas de semillas de alcaravea

Instrucciones de cocina:

1. Cocine la col en agua hirviendo hasta que esté tierna, durante aproximadamente 3 minutos, luego escurra.

2. Caliente una sartén y agregue el aceite. Ahora ponga la cebolla y cocine hasta que estén suaves y se vuelvan doradas, aproximadamente por 2-3 minutos.

3. Espolvoree sobre el preparado las semillas de alcaravea y cocine hasta que estén fragantes, aproximadamente por 2 minutos.

4. Añada el repollo, revuelva y caliente.

Valor nutricional (Cantidad por porción): 98 calorías, 4 g de grasa total, 0 mg de colesterol, 11 g de carbohidratos, 7 g de fibra, 5 g de proteína.

Gran Plato Vegano

Tiempo total de preparación y cocción: 55 minutos.

Para 2 tazones grandes

Ingredientes:

• 1 patata dulce grande (cortada en cubos de 3/4 pulgada)

• 1 lata de garbanzos (15 onzas), escurridos y enjuagados (aproximadamente 1.5 tazas)

• 1 taza de quínoa cruda

• 1 zanahoria grande (pelada y cortada en juliana)

• Hummus (se prefiere más)

• Un puñado de verduras para la base (opcional)

• Repollo morado o verdura de elección (rallado)

• Aguacate rebanado

• Semillas de cáñamo sin cáscara

• Sal marina en grano

• Aceite

Instrucciones de cocina:

1. Precaliente el horno a 400 F. Coloque

dos bandejas para hornear grandes con papel pergamino.

2. Extienda la patata dulce picada sobre una hoja. Vierta 1/2 cucharadita de aceite sobre las patatas. Luego, tueste hasta que esté todo cubierto. A continuación, utilice sal marina en grano paraespolvorear sobre las patatas dulces.

3. Escurra y lave los garbanzos. Colóquelos en un trapo de cocina grande. Palmee hasta que estén completamente secos. Retire las pieles que se desprenden. Luego, mueva los garbanzos a la bandeja para hornear. Esparza 1/2 cucharadita de aceite sobre ellos y frótelos con las manos hasta que queden ligeramente cubiertos. Espolvoree ligeramente con sal marina de grano fino y sus especias favoritas. Use ajo en polvo (recomendación personal), chile en polvo, comino, pimienta de cayena y sal. Mezcle suavemente para combinar.

4. Inserte los garbanzos y la patata dulce en el horno precalentado. Ajústelo a 400 F y retírelos después de asarlos durante 15 minutos. Voltee las patatas dulces y gire suavemente los garbanzos. Luego, vuelva a

ponerlos en el horno por otros 15 minutos. (Tenga cuidado con los últimos 5 minutos). Cuando los garbanzos estén dorados, y las patatas dulces sean de color marrón claro en el fondo y se hallen blandas, puede sacarlas del horno.

5. Mientras asa, cocine la quínoa. Enjuáguela en un tamiz de malla fina y colóquela en una olla mediana. Agregue 1 taza y media de agua y revuelva. Ponga la mezcla a ebullición baja. Luego, reduzca el fuego a medio / bajo y cubra la tapa. Cocine a fuego lento durante unos 14-17 minutos (puede revisarla después de 13 minutos), hasta que toda el agua se absorba completamente y la quínoa esté esponjosa. Retire del calor y deje la tapa sobre el vapor durante 5-10 minutos adicionales o más si es necesario. Revuelva con un tenedor.

6. Para ensamblar el tazón: Agregue un poco de verduras en un tazón grande. Cuando los garbanzos y los vegetales asados se hayan cocinado completamente, déjelos enfriar durante 5 minutos. Luego, agréguelos a la ensalada seguido de

hummus en rodajas, semillas de cáñamo, aguacate en rodajas y verduras ralladas. Emplate cada uno de ellos por secciones: uno para verduras y etc.

7. ¡Sirva y disfrute! Si prefiereusar el aliño, puede hacerlo.

Valor nutricional (Cantidad por porción): 1388 calorías, 37.8 g de grasa total, 0 mg de colesterol, 214.3 g de carbohidratos, 53.6 g de fibra, 57.1 g de proteína.

Capítulo 5: Cena

Pasta De Queso

Tiempo total de preparación y cocción: 15 minutos.

Para 3 porciones

Ingredientes:

- Fideos de macarrones o chips de tortilla
- 1/4 taza de copos de levadura nutricional
- 1 lata de tomates, picados con chiles verdes.
- 1/4 taza de harina
- 1 -2 cucharadas de mayonesa vegana
- 1/4-1/2 cucharadita de pimienta
- Pimentón
- Pimienta de cayena
- 1 taza de agua

Instrucciones de cocina:

1. Tamice los ingredientes secos juntos en una cacerola mediana.
2. A fuego medio, bátalos en agua hasta que ésta haga burbujas.
3. Agregue los tomates y la margarina.
4. Continúe cocinando hasta que esté bien caliente.
5. Puede servir esto sobre fideos de

macarrones y queso, o sobre chips para nachos.

Valor nutricional (Cantidad por porción): 99.7 calorías, 0.9 g de grasa total, 0 mg de colesterol, 17.6 g de carbohidratos, 3.7 g de fibra, 7.9 g de proteína.

Ensalada Picante De Verduras

Tiempo total de preparación y cocción: 30 minutos.
Para 6 porciones
Ingredientes:
- 3 tomates picados
- 2 tazas de granos de maíz (congelados o frescos)
- 1/2 taza de cilantro picado, fresco
- 2 costillas de apio picadas
- 1 pimiento verde en rodajas
- 3 cebollas verdes rebanadas
- 2 aguacates maduros picados.
- 1 taza de lentejas germinadas

Aderezo
- 1/2 cucharadita de comino molido
- 2 cucharadas de aceite de oliva, extra virgen
- 1 cucharada de aceite de semilla de lino

- 2 dientes de ajo, picados
- 1-1 1/2 jugo de lima, fresco
- 1 cucharada de néctar de agave
- 1 cucharadita de chile fresco picado
- Cucharadas de Tamari

Instrucciones de cocina:

1. Mezcle primero los ingredientes del aderezo y déjelos a un lado durante algún tiempo para que puedan obtener los sabores deseados.

2. Ahora, en un tazón grande, mezcle los ingredientes de la ensalada.

3. Mezcle los ingredientes del aderezo con los de la ensalada y revuelva bien.

Valor nutricional (Cantidad por porción): 536.2 calorías, 0,2 mg de colesterol, 552,6 mg de sodio, 70,3 g de carbohidratos, 17,7 g de fibra, 5,9 g de azúcares, 15,9 g de proteína.

Tofu Frito

Tiempo total de preparación y cocción: 20 minutos.

Para 3 porciones

Ingredientes:

- 1 cucharada de salsa de soja o 3

cucharadas de Tamari
- 1 paquete de tofu extra firme (aproximadamente 350 gramos)
- 1 cucharadita de condimento
- 1 cucharada de aceite de oliva
- 1/4 taza de levadura nutricional Red Star

Instrucciones de cocina:

1. Ponga unas gotas de aceite en una sartén antiadherente.

2. Ponga la salsa de soja (o tamari) en un bol.

3. Mezcle las especias y la levadura en otro tazón.

4. Corte el tofu en rebanadas de ¼ de pulgada.

5. Primero moje el tofu en salsa de soja y luego en la mezcla de levadura.

6. Fría el tofu hasta que esté dorado y delo vuelta para que se dore también el otro lado.

7. Puede agregar una pequeña cantidad de aceite, si es necesario.

Valor nutricional (Cantidad por porción): 198.4 calorías, 14.1 g de grasa total, 0 mg de colesterol, 4.5 g de carbohidratos, 1.8 g de fibra, 17.2 g de proteína.

Arroz Frito

Tiempo total de preparación y cocción: 20 minutos.

Para 4 porciones

Ingredientes:

- 2 tazas de arroz cocido, sobras
- Aceite
- 1 cebolla picada
- 2 cucharaditas de ajo picado
- 2 tazas de vegetales mixtos congelados
- 3 tazas de brotes de frijol, sin envase
- 1/2 cucharadita de cúrcuma
- 1 cucharada de salsa de soja ligera
- 1 taza de champiñones cortados en rodajas

Instrucciones de cocina:

1. En una sartén grande, caliente el aceite a fuego medio.

2. Saltee el ajo y las cebollas hasta que queden blandos.

3. Ponga en la sartén las verduras y las setas congeladas.

4. Cocine hasta que las verduras se hayan calentado.

5. Agregue la cúrcuma a las verduras y mezcle bien.

6. Ahora agregue el arroz sobrante y mezcle bien. Rompa cualquier grupo.

7. Agregue la salsa de soja y mezcle. Antes de sacar del fuego, asegúrese de que esté bien mezclada.

8. Sirva caliente.

Valor nutricional (Cantidad por porción): 438.4 calorías, 1.4 g de grasa total, 0 mg de colesterol, 92.4 g de carbohidratos, 7.6 g de fibra, 16.4 g de proteína.

Garbanzos Picantes

Tiempo total de preparación y cocción: 30 minutos.

Para 6 porciones

Ingredientes:

Para los garbanzos

- 2 tazas de cebollas finamente picadas
- 1/4 taza de cilantro fresco, picado
- 2 latas de garbanzos, enjuagados y escurridos (aproximadamente 15 oz.)
- 1 cucharadita de jugo de limón fresco
- 1/4 taza de aceite
- 1 cucharadita de pimienta negra
- 3/4 cucharaditas de sal

Para el GaramMasala

- 1/4 cucharadita de pimienta de cayena
- 1 cucharadita de comino molido
- 2 cucharaditas de cilantro molido
- 1/4 cucharadita de cúrcuma molida

Instrucciones de cocina:

1. Revuelva todas las especias hasta que estén bien mezcladas para hacer el masala y déjelo a un lado.

2. A fuego medio-alto, caliente el aceite. Agregue las cebollas y saltee durante aproximadamente 10 minutos, hasta que se doren. Ponga el masala en las cebollas y revuelva hasta que las especias estén fragantes, aproximadamente por un minuto.

3. Agregue los garbanzos, la sal, la pimienta y una cucharada de agua. Cocine a fuego medio hasta que los primeros garbanzos empiecen a dividirse, durante aproximadamente 10 minutos, revolviendo constantemente. Agregue un poco más de agua (solo una cucharada a la vez), si se seca. Los garbanzos deben estar húmedos y no picantes.

4. Retire los garbanzos del fuego. Agregue el jugo de limón y adorne con cilantro

fresco.

Valor nutricional (Cantidad por porción): 275.3 calorías, 11 g de grasa total, 0 mg de colesterol, 38 g de carbohidratos, 7.6 g de fibra, 7.8 g de proteína.

Arroz Vegano Delicioso

Tiempo total de preparación y cocción: 25 minutos.
Para 4 porciones
Ingredientes:
- 1/2 seta
- 1/2 cebolla blanca
- 2 tazas de arroz
- 1 cubo de caldo maggie.
- 1/2 taza de pimiento (rojo y verde)
- 1 chile serrano
- 1/4 cucharadita de comino (Jeera en polvo)
- 1/2 taza de maíz, frijoles, guisantes y zanahorias (congelados)
- 1 cucharadita de condimento para tacos
- 1 cucharadita deaceite

Instrucciones de cocina:
1. Corte todos los vegetales, excepto la seta, que se debe cortar en pedazos más

grandes.

2. Cocine el arroz y reserve.

3. Caliente el aceite; Agregue el chile serrano y la cebolla, saltee hasta que estén ligeramente marrones.

4. Ahora ponga el comino y saltee nuevamente hasta que esté ligeramente dorado.

5. Coloque las verduras y el cubo de caldo, pero no agregue agua.

6. Cocine hasta que las verduras estén completamente cocidas.

7. Espolvoree sal sobre las verduras.

8. Agregue el arroz cocido y revuelva bien.

9. Espolvoree ligeramente el condimento para tacos y mezcle.

Valor nutricional (Cantidad por porción): 371.9 calorías, 1.8 g de grasa total, 0 mg de colesterol, 79.8 g de carbohidratos, 2 g de fibra, 6.8 g de proteína.

Tacos Vegetarianos

Tiempo total de preparación y cocción: 20 minutos.
Para 6 porciones
Ingredientes:

- 2 latas de garbanzos (aproximadamente 15 oz.)
- 1 paquete de condimento para tacos (aproximadamente 1 1/4 oz.)
- Conchas de taco o 10 tortillas.

Instrucciones de cocina:

1. Reserve el líquido de la primera lata y luego escurra los garbanzos. Use agua corriente fría para enjuagarlos en un colador.

2. Coloque el líquido reservado y los garbanzos en una sartén (preferiblemente grande).

3. Ponga en la sartén el condimento para tacos.

4. Revuelva y deje que hierva a fuego lento durante aproximadamente 15 minutos. Si lo desea, para espesar la mezcla, puede hacer puré de ¼ a 1/3 de garbanzos mientras cocina.

5. Use los garbanzos de manera similar a la carne de taco. Pruebe las conchas de taco y prepare una ensalada de taco amigable o amontónelos con tomate, lechuga, queso y salsa.

Valor nutricional (Cantidad por porción):

815.7 calorías, 16 g de grasa total, 0 mg de colesterol, 142.9 g de carbohidratos, 16.4 g de fibra, 25 g de proteína.

Tazones De Quínoa

Tiempo total de preparación y cocción: 20 minutos.
Para 5 porciones
Ingredientes:
- 1/2 taza de quínoa
- 1 cucharada de aceite de oliva
- 1 pimiento rojo pequeño (sembrado y cortado en cubitos)
- 1 pequeña corona de brócoli (rota en flósculos)
- 2 cucharadas de mantequilla de cacahuate
- 1 cucharada de jugo de limón fresco
- 1 cucharada de agua
- 1 cucharadita detamari (o de salsa de soja)
- 1/2 cucharadita de azúcar moreno (o de azúcar de coco)
- 1/2 cucharadita de jengibre recién rallado
- 4 rebanadas de tofu al horno

- 2 cucharadas de cacahuates asados picados
- Sal y pimienta

Instrucciones de cocina:

1. Cocine la quínoa de acuerdo con las instrucciones del paquete en agua o caldo de verduras.

2. Mientras se cocina la quínoa, coloque una sartén mediana a fuego medio-alto y caliente el aceite de oliva.

3. Agregue el pimiento rojo y cocine hasta que esté suave, durante aproximadamente 3 minutos. Transfiera a un tazón grande.

4. Ahora agregue el brócoli a la sartén con 2 cucharadas de agua. Cubra la sartén y cocine al vapor hasta que el brócoli esté tierno, aproximadamente por 2 minutos. Coloque el brócoli en el recipiente con la pimienta.

5. En un tazón pequeño, bata la mantequilla de cacahuate, el agua, el jugo de limón, el tamari, el azúcar y el jengibre.

6. Cuando la quínoa esté lista, póngala en el tazón con las verduras y mezcle todo con la salsa de cacahuate. Sazone con sal y pimienta al gusto.

7. Divida el preparado de quínoa en 2 tazones, luego cubra con 1 cucharada de cacahuate picado y 2 rebanadas de tofu.

Valor nutricional (Cantidad por porción): 197 calorías, 11.6 g de grasa total, 0 mg de colesterol, 15.2 g de carbohidratos, 2.8 g de fibra, 10.5 g de proteína.

Tofu Asiático Dulce / Picante

Tiempo total de preparación y cocción: 10 minutos
Para 2 porciones
Ingredientes:
- 7 onzas de tofu extra firme
- 1 cucharada de aceite de oliva
- 1 diente de ajo picado
- 3 tazas de vegetales salteados surtidos
- 3 cucharadas de salsa de chile dulce
- 2 cucharadas de Salsa picante Sriracha
- 2 cucharaditas de salsa de soja
- Algunas gotas de salsa de pescado (opcional)
- 2/3 taza de arroz integral cocido

Instrucciones de cocina:
1. Una hora antes de comenzar a cocinar, envuelva el tofu en toallas de papel y

colóquelo entre dos platos para presionar el líquido. Cambie las toallas de papel una vez durante el prensado. Corte el tofu en cubos pares.

2. Coloque una sartén antiadherente a fuego medio-alto y agregue el aceite. Una vez que el aceite esté caliente, agregue los cubos de tofu y fríalos hasta que estén dorados por un lado. Use pinzas para voltear las piezas y dore al menos 4 lados de los cubos para obtener la mejor textura.

3. Transfiera los cubos de tofu a un tazón y, si es necesario, agregue un poco de spray para cocinar a la sartén.

4. Saltee las verduras y el ajo a fuego medio-alto con un poco de sal.

5. Mientras se cocinan las verduras y el tofu, mezcle los ingredientes de la salsa.

6. Sirva las verduras y el tofu con la salsa sobre el arroz integral.

Valor nutricional (Cantidad por porción): 474 calorías, 12.8 g de grasa total, 0 mg de colesterol, 72.8 g de carbohidratos, 1 g de fibra, 15.6 g de proteína.

Ensalada De Quinua ConEdamame

Tiempo total de preparación y cocción: 145 minutos.
Para 4 porciones
Ingredientes:
- 2 tazas de edamame sin cáscara congelado
- 1 taza de maíz congelado
- 1 taza de quínoa (cocida y fría)
- 1 cebolla verde (solo rebanadas y partes verdes)
- 1/2 pimiento rojo dulce picado
- 1.5 cucharadas de aceite de oliva
- 1 cucharada de jugo de limón fresco
- 1 cucharada de jugo de lima fresco
- 1/4 cucharadita de sal
- 1/4 cucharadita de chile en polvo
- 1/4 cucharadita de tomillo seco
- 1/8 cucharadita de pimienta negra molida fresca
- Pizca de cayena

Instrucciones de cocina:
1. Hiervabrevemente el maíz y el edamame hasta que estén tiernos. Escúrralos y deje enfriar completamente.
2. En un tazón grande, mezcle el maíz, el

edamame, la quínoa, el pimiento rojo, la cebolla verde y el cilantro.

3. En un tazón pequeño, mezcle el jugo de limón, el jugo de lima, el aceite de oliva, el chile, la pimienta negra, el tomillo, la cayena y la sal hasta que se emulsione. Rocíe la mezcla sobre la de ensalada y revuelva para cubrir bien.

4. Tape el recipiente y deje enfriar por al menos 2 horas.

Valor nutricional (Cantidad por porción): 428 calorías, 16.9 g de grasa total, 0 mg de colesterol, 50.3 g de carbohidratos, 9.8 g de fibra, 23.9 g de proteína.

Capítulo 6: Snacks

Almendras Tostadas

Tiempo total de preparación y cocción: 25 minutos.

Para 3 tazas

Ingredientes:

- ml de sal marina en escamas (2 cucharaditas) o 10 ml de sal marina gruesa (2 cucharaditas)
- 500 g o 1 libra de almendras (aproximadamente 3 tazas y media)
- 1 1/2 cucharadita de pimentón dulce o 1 1/2 cucharadita de pimentón ahumado suave o 1 1/2 cucharadita de pimentón ahumado caliente o 1 1/2 cucharaditas de comino molido o 1 1/2 cucharadita de Curry en polvo o 1 1/2 cucharadita de pimentón picante
- 15 ml de aceite de oliva virgen extra (1 cucharada)

Instrucciones de cocina:

1. Precaliente su horno a 325F / 150 C.
2. En un tazón grande, ponga todo junto.
3. Use papel de aluminio o papel de pergamino para cubrir una bandeja para

hornear.

4. Ase la mezcla de almendra durante aproximadamente 20 minutos, hasta que las cáscaras comiencen a partirse y estén ligeramente tostadas.

5. Deje enfriar a temperatura ambiente.

Valor nutricional (Cantidad por porción): 924 calorías, 81.6 g de grasa total, 0 mg de colesterol, 32.1 g de carbohidratos, 16.6 g de fibra, 31.4 g de proteína.

Plátanos Fritos Picantes

Tiempo total de preparación y cocción: 30 minutos.

Para 8 porciones

Ingredientes:

- Plátanos maduros, pelados y cortados en cubos (preferiblemente del tamaño de un bocado)
- 1/2 cucharadita de pimienta de cayena o 1/2 cucharadita de pimienta roja
- 1/2 cucharadita de jengibre rallado, fresco y pelado
- 1 cucharadita de sal
- 2 cucharadas de agua
- Aceite vegetal o aceite de palma

Instrucciones de cocina:

1. Muela la sal, la pimienta y la raíz de jengibre rallada, y luego mezcle el agua.

2. Revuelva la mezcla de especias y los cubos de plátano en un recipiente de vidrio.

3. Caliente el aceite en una sartén profunda (350 F / 175C). Fría los plátanos hasta que estén dorados en ambos lados, girando una o dos veces. (Debe haber un espacio entre cada plátano y no freírlos todos a la vez).

4. Use papel absorbente para drenar los plátanos y luego manténgalos en un horno caliente hasta que todos los plátanos estén completamente fritos. Sirvade inmediato.

Valor nutricional (Cantidad por porción): 146.2 calorías, 0.5 g de grasa total, 0 mg de colesterol, 38.2 g de carbohidratos, 2.8 g de fibra, 1.6 g de proteína.

Setas Picantes

Tiempo total de preparación y cocción: 25 minutos.
Para 4 porciones
Ingredientes:

- 1 libra de setas enteras (aproximadamente 500 g)
- 1 cucharadita de cardamomo molido
- 1 cucharadita de pimienta negra
- 1 cucharadita de nuez moscada
- 1 cucharadita de comino molido
- 1 cucharadita de cilantro molido
- 1 cucharadita de cúrcuma molida
- 1/3 taza de aceite de oliva

Instrucciones de cocina:

1. Coloque las setas en un recipiente de plástico, cerámica o vidrio (preferiblemente grande).

2. En una jarra pequeña, mezcle 2/3 de cardamomo, aceite, comino, nuez moscada, pimienta, cúrcuma y cilantro.

3. Transfiera la mezcla sobre las setas y mezcle. Asegúrese de que las setas estén bien cubiertas en la mezcla.

4. Ponga a un lado y deje marinar durante aproximadamente 15 minutos.

5. A temperaturas altas, caliente un wok hasta que esté completamente hirviendo.

6. Agregue las setas y el aceite sobrantes y sofríalos hasta que estén dorados y tiernos, aproximadamente por 4-5

minutos.

7. Sirva caliente.

Valor nutricional (Cantidad por porción): 189.2 calorías, 18.8 g de grasa total, 0 mg de colesterol, 4.7 g de carbohidratos, 1.6 g de fibra, 9 g de proteína.

Patatas Fritas Picantes

Tiempo total de preparación y cocción: 25 minutos.

Para 1 porción

Ingredientes:

- 1 patata para hornear, pequeña
- 2 cucharaditas de hierbas italianas, mezcladas
- Spray para cocinar
- Sal

Instrucciones de cocina:

1. Precaliente su horno a 450 F / 230C.

2. Cubra una sartén (preferiblemente de 8 pulgadasx 8 pulgadas) con papel de aluminio y rocíe aceite para cocinar. Espolvoree con sal.

3. Corte la patata en los tamaños que desee.

4. Coloque los trozos de patata en una

bolsa y rocíe con un poco más de aceite de cocina. Ahora ponga las hierbas dentro de la bolsa.

5. Agite bien y asegúrese de que las piezas estén recubiertas uniformemente.

6. Transfiera los trozos de patata a la sartén y agregue un poco de sal adicional por encima.

7. Coloque en el horno y hornee durante aproximadamente media hora si desea patatas fritas más crujientes o 20 minutos para obtener patatas más suaves.

8. ¡Disfrute con cualquiera de sus salsas favoritas!

Valor nutricional (Cantidad por porción): 106.5 calorías, 0.1 g de grasa total, 0 mg de colesterol, 24.6 g de carbohidratos, 2.2 g de fibra, 2.3 g de proteína.

Capítulo 7: Sopas deliciosas

Sopa de brócoli

Tiempo total de preparación y cocción: 20 minutos.
Para 4 porciones
Ingredientes:

• 1/2 tazas de brócoli, recortado y picado en trozos grandes
• Copas de caldo o 5 tazas de caldo de verduras.
• 1 taza de anacardos crudos
• 1 cebolla mediana finamente picada
• 1 cucharadita de albahaca seca
• 2 patatas doradasYukon sin pelar, cortadas en cubos de ½ pulgada
• 1/4 cucharadita de pimienta negra molida fresca
• 1 cucharadita de sal marina fina

Instrucciones de cocina:

1. Tome una licuadora de alta velocidad y ponga 1 taza de caldo de verduras y la de anacardos en ella. Mezcle en alto por aproximadamente un minuto, hasta que quede homogéneo.

2. Coloque las patatas, las 4 tazas restantes

del caldo de verduras y la cebolla en una olla grande, y lleve la temperatura a fuego lento. Cubra y cocine durante aproximadamente 5 minutos. Agregue la albahaca y el brócoli, y vuelva a cocer a fuego lento. Cubra y cocine por aproximadamente 10 minutos, hasta que las patatas estén tiernas.

3. Agregue la sal, la mezcla de anacardo y la pimienta. Lleve todo esto a fuego lento. Retire la sopa del fuego y transfiera aproximadamente la mitad de la sopa a la licuadora y haga un puré. Añada el puré de nuevo a la olla y revuelva bien. Sirva caliente.

Valor nutricional (Cantidad por porción): 302.3 calorías, 16.4 g de grasa total, 0 mg de colesterol, 34.4 g de carbohidratos, 5.5 g de fibra, 9.8 g de proteína.

Sopa De Espárragos

Tiempo total de preparación y cocción: 30 minutos.
Para 6 porciones
Ingredientes:
• 2 tazas de caldo de verduras

- 1 cebolla grande en rodajas
- 1/4 taza de harina sin blanquear
- 1 manojo de espárragos congelados
- 2 1/2 tazas de leche de soja
- 2 cucharadas deTamari o 2 cucharadas de salsa de soja
- 1 a 5 dientes de ajo
- 2 cucharaditas de albahaca seca
- Pimienta y sal según gusto.

Instrucciones de cocina:

1. Pique finamente los espárragos y reserve las puntas.

2. En una cacerola grande, agregue los espárragos, el caldo, la cebolla y el ajo.

3. Lleve a ebullición y disminuya el fuego a medio. Cocine durante aproximadamente 15 minutos, hasta que las verduras se pongan tiernas.

4. Transfiera el contenido de la cacerola a la licuadora.

5. Agregue la leche de soja, la harina, la albahaca y la salsa de soja, y procese hasta obtener la suavidad deseada.

6. Vuelva a colocar la sopa en la cacerola y coloque las puntas de los espárragos.

7. Cocine a fuego medio hasta que la sopa

esté completamente caliente y espesa.

8. Sazone con pimienta fresca agrietada y sal. Sirva caliente.

Valor nutricional (Cantidad por porción): 159.2 calorías, 3.1 g de grasa total, 0 mg de colesterol, 24.8 g de carbohidratos, 4.4 g de fibra, 10.1 g de proteína.

Sopa De Frijol Negro

Tiempo total de preparación y cocción: 25 minutos.
Para 6 porciones
Ingredientes:
- 5 dientes de ajo picados
- 1 cebolla amarilla pequeña, picada
- Latas de frijoles negros, (aproximadamente 15 oz.)
- 1 cucharada de polvo de chile
- 2 hojas de laurel
- 1/4 taza de cilantro picado
- 2 cucharadas de comino molido
- Jerez seco
- Sal y pimienta según su gusto.

Instrucciones de cocina:
1. Haga puré la mitad de los frijoles negros en una licuadora y manténgalos a un lado.

2. Saltee el ajo y la cebolla a fuego medio en una olla mediana, durante aproximadamente cinco minutos.

3. Agregue la pimienta, la sal y un chorrito de jerez.

4. Agregue las hojas de laurel, 2 latas de frijoles enteros, puré de frijoles negros, chile en polvo, comino, cilantro, pimienta y sal.

5. Disminuya el calor y deje que hierva a fuego lento durante 10 minutos más.

Valor nutricional (Cantidad por porción): 289.8 calorías, 1.8 g de grasa total, 0 mg de colesterol, 52 g de carbohidratos, 18.7 g de fibra, 18.9 g de proteína.

Sopa Caliente y Ácida De Tofu

Tiempo total de preparación y cocción: 30 minutos.

Para 8 porciones

Ingredientes:

- 1 libra de tofu firme, escurrido y cortado en cubos de ½ pulgada
- 3/4 taza de pimiento rojo cortado en juliana
- 1 lata de castañasde agua escurridas y

cortadas (aproximadamente 8 oz.)
- 2 tazas de caldo de verduras
- 1 1/2 tazas de cebollas verdes picadas
- 2 cucharadas de salsa de soja
- 2 cucharaditas de vinagre de vino tinto
- 1/2 cucharadita de hojuelas de pimienta roja triturada
- 2 cucharadas de maicena
- 2 tazas de agua
- 1/2 libras de arvejas (congeladas o frescas)
- 1 cucharadita de aceite de sésamo
- 1 cucharada de aceite vegetal
- Pimienta y sal

Instrucciones de cocina:

1. En un caldero de sopa, caliente el aceite vegetal y saltee los pimientos y las cebollas verdes hasta que estén tiernos.

2. Agregue la salsa de soja, el caldo de verduras y el agua.

3. Deje que hierva y luego disminuya el fuego. Manténgalo a fuego lento durante algunos minutos. Cubra y cocine durante 5 minutos más.

4. Mezcle la maicena con 3 cucharadas de agua.

5. Mezcle el vinagre, la mezcla de maicena, el aceite de sésamo y las hojuelas de pimienta en un tazón.

6. Revuelva en la sopa hasta que se incorpore. Ahora, agregue las castañas de agua, las arvejas y el tofu.

7. Cubra y cocine nuevamente hasta que esté espeso y burbujeante, durante 5 minutos más.

8. Apague el fuego.

9. Pruebe y eche la pimienta y la sal según su gusto. Sirva caliente.

Valor nutricional (Cantidad por porción): 125 calorías, 8.1 g de grasa total, 0 mg de colesterol, 8.8 g de carbohidratos, 2.1 g de fibra, 5.9 g de proteína.

Capítulo 8: Batidos

Recuperación De Jengibre

Tiempo total de preparación y cocción: rápido

Para 1 taza

Ingredientes:
- 1 taza de agua
- 1 cucharada de semillas de linaza
- 1/2 cucharada de semillas de cáñamo
- 2 cucharadas de jengibre fresco picado
- 1/4 taza de leche de almendras sin azúcar
- 1/2 banana
- 1/2 pera
- 1 taza de espinacas

Instrucciones de cocina:

1. Ponga todos los ingredientesen la licuadora y mezcle hasta que quede homogéneo. ¡SENCILLO!

Valor nutricional (Cantidad por porción): 214 calorías, 6.1 g de grasa total, 0 mg de colesterol, 35.6 g de carbohidratos, 8.2 g de fibra, 12 g de proteína.

Batido De Arándanos

Tiempo total de preparación y cocción: rápido

Para 1 taza

Ingredientes:

- 2 tazas de té Rooibosverde (remojado y frío)
- 1.5 tazas de arándanos congelados
- 1 cucharada de semilla de lino
- 1 cucharada de semillas de cáñamo
- 1/2 banana

Instrucciones de cocina:

1. Ponga todos los ingredientes en la licuadora y mezcle hasta que quede homogéneo. ¡SENCILLO!

Valor nutricional (Cantidad por porción): 274 calorías, 8,5 g de grasa total, 0 mg de colesterol, 47,7 g de carbohidratos, 9,3 g de fibra, 7 g de proteína.

Potenciador Energético Superalimentario

Tiempo total de preparación y cocción: rápido

Para 2 tazas

Ingredientes:

- 2 tazas de leche de almendras

- 3 plátanos maduros (frescos o congelados)
- 2 cucharadas de semillas de cacao
- 1 cucharada de maca en polvo
- 1 cucharada de semillas de chía
- 1 cucharadita de semillas de cáñamo
- 1 cucharadita de extracto puro de vainilla
- 2 pizcas grandes de sal marina
- Bayas de Goji (para decoración y bondad extra)

Instrucciones de cocina:
1. Ponga todos los ingredientes en la licuadora y mezcle hasta que quede homogéneo.
2. Decore la bebida con bayas de Goji y las semillas de cacao picadas.

Valor nutricional (Cantidad por porción): 834 calorías, 63.5 g de grasa total, 0 mg de colesterol, 65.4 g de carbohidratos, 16.7 g de fibra, 12.7 g de proteína.

Batido De Helado De Mango

Tiempo total de preparación y cocción: rápido
Para 2 tazas
Ingredientes:

- 2 tazas de trozos de mango congelado
- 1/4 tazas de mantequilla cruda de almendras
- 1/2 taza de agua
- 1/3 taza de jarabe de arce

Instrucciones de cocina:
1. ¡Mezcle, sirva y disfrute!

Valor nutricional (Cantidad por porción): 343 calorías, 18.2 g de grasa total, 0 mg de colesterol, 40.7 g de carbohidratos, 4.9 g de fibra, 7.7 g de proteína.

Tiempo De Detox

Tiempo total de preparación y cocción: rápido

Para 1 taza

Ingredientes:
- 2 manzanas verdes (con jugo)
- 1 cucharada de jugo de jengibre
- 1 lima (jugo)
- Un puñado de rúcula salvaje
- Unas cuantas cucharadas de agua (o 4 cubitos de hielo)

Instrucciones de cocina:
1. ¡Mezcle, beba y desintoxique su cuerpo!

Valor nutricional (Cantidad por porción):

228 calorías, 1.1 g de grasa total, 0 mg de colesterol, 61.2 g de carbohidratos, 11.4 g de fibra, 1.9 g de proteína.

Batido De Energía Rosa

Tiempo total de preparación y cocción: rápido
Para 1 taza
Ingredientes:
- 1/2 plátano congelado
- 2 tazas de fresas frescas (en rodajas)
- 3 cucharadas de menta fresca (extra si quiere que se vea bien)
- 1.5 tazas de agua de coco
- 1/2 taza de aguacate
- Algunos cubitos de hielo

Instrucciones de cocina:
1. Mezcle todo hasta que quede homogéneo. Luego, ¡adorne con menta!

Valor nutricional (Cantidad por porción): 248 calorías, 4.4 g de grasa total, 0 mg de colesterol, 51.9 g de carbohidratos, 13.9 g de fibra, 6.2 g de proteína.

Proteína Naranja

Tiempo total de preparación y cocción:

rápido
Para 1 taza grande
Ingredientes:
- 1 plátano pequeño
- 3/4 taza de mango congelado
- 1 cucharada colmada de jalapeño picado (alrededor de 1/2 pimiento pequeño)
- 1 taza de leche de almendras sin azúcar (o de leche de coco)
- 1 cucharada de semillas de linaza
- 1 cucharada de semilla de chía molida
- 2 cucharadas de semilla de cáñamo molida
- 1/2 limón recién exprimido
- 1/2 aguacate (opcional)

Instrucciones de cocina:
1. ¡Mezcle y disfrute de la proteína de color naranja!

Valor nutricional (Cantidad por porción): 575 calorías, 35.7 g de grasa total, 0 mg de colesterol, 60.2 g de carbohidratos, 19.1 g de fibra, 12.4 g de proteína.

Tiempo total de preparación y cocción: rápido
Para 1 taza grande
Ingredientes:

- 1 manzana orgánica grande
- 3-4 tazas de espinacas orgánicas
- 1 cucharada de mantequilla orgánica de almendras
- 1 cucharada de proteína de vainilla en polvo Vega Sport
- 1 taza de leche original de almendras sin azúcar
- 4 cubitos de hielo

Instrucciones de cocina:

1. Mezcle todo excepto la espinaca. Pulse hasta que quede homogéneo.
2. Agregue las espinacas en lotes, de a un puñado a la vez.
3. ¡Vierta y disfrute!

Valor nutricional (Cantidad por porción): 398 calorías, 13.4 g de grasa total, 0 mg de colesterol, 44.9 g de carbohidratos, 10 g de fibra, 30.7 g de proteína.

Energía Verde

Tiempo total de preparación y cocción: rápido

Para 1 taza

Ingredientes:
- 1 limón pelado

- 1 pepino pelado y picado
- 1 plátano pelado
- 1 manzana pelada, sin corazón, y picada
- 1 manojo de col
- 1 manojo de cilantro
- 1/2 taza de agua
- 1/2 taza de hielo

Instrucciones de cocina:

1. Primero, mezcle el plátano, la manzana, el pepino y el limón.
2. Añada las hierbas y las verduras. Tenga en cuenta ir agregando la verdura de a poco por vez. ¡Mezcle!
3. Agregue el agua y el hielo. Continúe mezclando.
4. Agregue más agua si es necesario.

Valor nutricional (Cantidad por porción): 296 calorías, 1.2 g de grasa total, 0 mg de colesterol, 75.6 g de carbohidratos, 11.7 g de fibra, 6.5 g de proteína.

Batido Ligero

Tiempo total de preparación y cocción: rápido
Para 1 taza
Ingredientes:

- 1/2 taza de anacardos crudos
- 2 tazas de bayas congeladas mezcladas
- 1 plátano grande
- 2 tazas de leche de almendras sin azúcar

Instrucciones de cocina:

1. ¡Mezcle todo! ¡Disfrute!

Valor nutricional (Cantidad por porción): 758 calorías, 40.4 g de grasa total, 0 mg de colesterol, 92.2 g de carbohidratos, 17.3 g de fibra, 15.9 g de proteína.

Fusión De Naranja, Plátano y Cereza

Tiempo total de preparación y cocción: rápido

Para 1 taza

Ingredientes:

- 1 plátano picado
- 1 naranja picada
- 6 cerezas (sin semilla)
- Agua (la cantidad es en base a su preferencia)
- 4-5 cubitos de hielo

Instrucciones de cocina:

1. ¡Mezcle todo y disfrute!

Valor nutricional (Cantidad por porción): 217 calorías, 0.7 g de grasa total, 0 mg de colesterol, 55.1 g de carbohidratos, 8.3 g de fibra, 3.5 g de proteína.

Fusión De Piña, Plátano y Fresa

Tiempo total de preparación y cocción: rápido

Para 1 taza

Ingredientes:

- 1.5 taza de fresas congeladas
- 1/2 taza de piña
- 1/2 plátano
- Leche de soja con vainilla (la cantidad se basa en su preferencia)

Instrucciones de cocina:

1. ¡Mezcle todos losingredientes hasta formar una bebida homogénea y sirva!

Valor nutricional (Cantidad por porción): 186 calorías, 2.1 g de grasa total, 0 mg de colesterol, 40.3 g de carbohidratos, 5.7 g de fibra, 4.5 g de proteína.

Conclusión

Espero que este libro pueda ayudarle a planificar mejor su comida diaria y disfrutar de su estilo de vida vegano.

www.ingramcontent.com/pod-product-compliance
Lightning Source LLC
LaVergne TN
LVHW011941070526
838202LV00054B/4739